AF306201

LA FOLIE

IMPRIMERIE ATTINGER FRÈRES

Causeries (les Causeries)

125

LA FOLIE

CAUSERIES

SUR LES TROUBLES DE L'ESPRIT

PAR

LE Dr CHATELAIN

Ancien médecin en chef de la Maison de santé de Préfargier.

PARIS

LIBRAIRIE FISCHBACHER

(Société anonyme)

33, RUE DE SEINE, 33

1889

LA FOLIE

CAUSERIES

SUR LES TROUBLES DE L'ESPRIT

PAR

LE Dr CHATELAIN

Ancien médecin en chef de la Maison de santé de Préfargier.

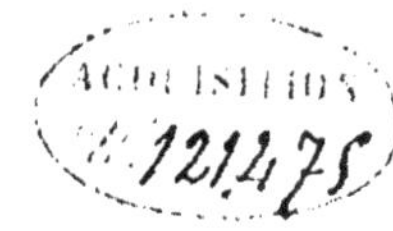

PARIS

LIBRAIRIE FISCHBACHER

(Société anonyme)

33, RUE DE SEINE, 33

1889

AVANT-PROPOS

L'esprit humain n'est pas utile à connaître seulement dans son état normal; les singulières aberrations dans lesquelles il tombe si fréquemment sont, elles aussi, d'une étude profitable à tous ceux qu'intéressent les délicats problèmes du jeu de l'intelligence. La médecine sans la dissection d'organismes malades serait de l'empirisme; l'étude de la folie est le corollaire indispensable de l'étude de la raison.

Les troubles de l'intelligence augmentent sans cesse. Le nervosisme est la maladie du siècle; il est peu de familles dans lesquelles on n'ait pas à lutter contre lui, et néanmoins, malgré les progrès de la science, il règne encore dans le domaine de l'aliénation mentale une foule de graves préjugés. Sans avoir, cer-

* *

tes, la prétention de les déraciner tous — le progrès n'est pas l'affaire d'un jour ni d'un livre — ce petit volume, paraphrase de conférences que le public a paru goûter, pourra cependant, peut-être, avoir quelque utilité.

Ne faisant pas un cours de médecine je serai volontairement incomplet, et je me bornerai aux traits essentiels, en laissant de côté bien des détails dont des étudiants pourraient seuls faire leur profit. Beaucoup de malades ont une déplorable tendance à lire des ouvrages de médecine qu'ils ne comprennent pas; ils s'en appliquent les passages les plus noirs, et en tirent l'invariable conclusion que leur état est désespéré. De là vient que la plupart des ouvrages populaires de médecine font plus de mal que de bien, et je ne voudrais pas que le mien vînt en grossir le nombre. La lecture de ces livres convient seulement aux gens bien portants et aux malades assez raisonnables pour les lire de sang-froid. Les autres, ceux dont l'imagination est déjà frappée et que la peur étreint, ont grand tort de les ouvrir.

Je me suis efforcé d'être aussi clair que possible, et, tout en restant scientifique, de me mettre à la portée de tous. J'use très sobrement des chiffres et des données toujours arides, et parfois trompeuses, de la statistique ; j'évite avec soin tout détail malsonnant, et ces pages peuvent être mises dans toutes les mains. Enfin, je prends la liberté grande de faire, en passant, quelques incursions dans le domaine de la littérature. Réussirai-je à intéresser le lecteur ? Un auteur croit toujours avoir réussi... le lecteur seul est juge.

Saint-Blaise, septembre 1888.

TABLE DES MATIÈRES

CHAPITRE PREMIER

Pages.

Aperçu historique . . . . , ... 1

Temps bibliques. Temps héroïques. Antiquité. Hippocrate. Moyen âge. Démonolâtrie. Sorciers et possédés. Épidémies de folie dans l'histoire. Renaissance de la psychiâtrie. Pinel et Esquirol.

CHAPITRE II

Fonctions du cerveau 17

Système nerveux. Nerfs sensibles, nerfs moteurs. Sensation, mouvement. Le cerveau siège de l'intelligence.

CHAPITRE III

Mécanisme de la pensée 27

Sensation. Perception. Conception. Association des idées. Attention. Volonté. Mémoire. Sentiment.

Pages.

CHAPITRE IV

Qu'est-ce que la folie? 34

Diverses écoles. Les spiritualistes. Maladie de l'âme, péché; Heinroth. Passion désordonnée; Ideler. L'aliéné est un homme qui se trompe; Leuret.

CHAPITRE V

La folie est une maladie du cerveau . . . 48

École somatique. Folie sans altération matérielle de l'organe de la pensée. Cerveau malade et santé d'esprit. Folies sympathiques.

CHAPITRE VI

Les causes 57

Question très complexe. Prédisposition individuelle. Difficultés dans la recherche. — *Causes prédisposantes.* Civilisation. Sexe. Age. Profession. Hérédité. — *Causes déterminantes.* Causes morales. Chagrins et soucis. Contagion. Causes physiques. Blessures du crâne. Les grandes névroses. Les intoxications. L'alcool.

CHAPITRE VII

Symptômes généraux 91

Grand nombre de formes et de degrés. Troubles de l'intelligence, de la volonté, du sentiment.

Pages.

Enchaînement régulier des symptômes. L'aliéné logique. Expression stéréotypée du délire. Langage écrit et parlé. Troubles sensoriels. Hallucinations et illusions. Les hallucinations dans l'histoire et la littérature. Macbeth. Le roi des Aulnes. Sainte-Geneviève. Jeanne d'Arc. Constantin le Grand. Socrate. Mahomet. Pascal. Luther. Gœthe. Puissance de l'hallucination. Délire périodique.

CHAPITRE VIII

Formes spéciales 117

1° *Faiblesse intellectuelle congénitale;* arrêts de développement. Idiots, imbéciles, faibles d'esprit. Folie morale. 2° *La mélancolie.* Angoisse précordiale. Les plus malheureux des malades. Hamlet. L'hypocondrie. La mélancolie des poètes. René. Werther. Manfred. 3° *La manie.* Roland. Ophélia. 4° *Délire systématisé.* Les ambitieux, les érotomanes. Don Quichotte. Les persécutés; J.-J. Rousseau. Délire de la chicane. Folie du doute. 5° *États d'affaiblissement.* Démence. Démence sénile. Le roi Lear. Ramollissement cérébral. 6° *Folies alcooliques.* Cassio. Delirium tremens. Alcoolisme chronique. Dypsomanie.

CHAPITRE IX

Diagnostic 193

Difficultés. Où finit la raison? Où commence la folie? Zone mitoyenne. Tous les aliénés ne di-

Pages.

vaguent pas. Aliénés intelligents. Délire relatif. Délire des actes. Simulation et dissimulation.

CHAPITRE X

États analogues à la folie 211

Le rêve. Somnambulisme. Hypnotisme et suggestion. Intoxications. Morphinisme. Écarts de
l'imagination.

CHAPITRE XI

Traitement et guérison 220

Comment on doit s'y prendre avec les malades.
Traitement moral. Les maisons de santé. Signes de la guérison.

CHAPITRE XII

L'aliéné et l'aliéniste devant les tribunaux . 243

Le libre arbitre. La responsabilité. L'enfance, la
jeunesse. L'aliéné est irresponsable. Grand
nombre de criminels aliénés. Devoirs des magistrats. *Oratio pro domo...*

CHAPITRE PREMIER

APERÇU HISTORIQUE

La folie est aussi ancienne que le monde; chez tous les peuples et dans toutes les civilisations on la voit apparaître, tantôt sous une forme, tantôt sous une autre.

Temps bibliques. L'Ancien Testament nous en rapporte déjà des exemples caractéristiques; ainsi le roi Saül, rejeté de l'Éternel pour avoir transgressé ses commandements, est tourmenté par un mauvais esprit que la musique de David parvenait seule à chasser. « Quand donc, est-il dit au premier livre de Samuel, le mauvais esprit envoyé de Dieu était sur lui, David prenait sa harpe et en jouait, et Saül en était soulagé et s'en trouvait bien, parce que le mauvais esprit se retirait de lui. » On est en droit de penser que ce « mauvais esprit » était un accès de mélancolie angoissée, et c'est sans doute la première fois que dans l'histoire du monde il est fait mention de la musique comme moyen de traitement de la folie.

L'histoire de Nabucadnetsar, roi de Babylone, est bien frappante aussi ; ce n'est plus une simple mélancolie, mais un accès de folie complet. « Il fut, nous est-il rapporté dans Daniel, chassé d'entre les hommes, et il mangea l'herbe comme les bœufs ; son corps fut arrosé de la rosée des cieux, en sorte que son poil crût comme les plumes d'un aigle et ses ongles comme ceux des oiseaux. »

Les possédés du Nouveau Testament sont pour les uns de véritables aliénés, ou des épileptiques, pour les autres des gens réellement en état de possession démoniaque, le démon ou le mauvais esprit devant être pris au sens de la lettre. C'est là une question dont la discussion ne serait pas à sa place ici, mais il me semble que la première de ces deux manières de voir n'ôte rien au caractère miraculeux de l'intervention de Jésus-Christ.

Temps héroïques. Les œuvres des poètes de l'antiquité ne sont pas moins riches en exemples de folie sous des formes diverses. Ajax, fils de Télamon, furieux de n'avoir pu gagner les armes d'Achille dans sa lutte avec Ulysse, tomba dans un délire violent pendant lequel il égorgea un troupeau de moutons, croyant immoler les Grecs à sa vengeance; ayant reconnu son erreur, il en fut si honteux qu'il se perça de son épée. Œdipe devient mélancolique en apprenant les horribles secrets qui pèsent sur son existence. Oreste poursuivi par les Euménides promena partout ses remords et sa démence. Bellérophon, après avoir involontairement tué son frère à la chasse, errait solitairement dans les campagnes d'Argos, en proie à une grande tristesse. Lycaon, roi d'Arcadie, fut changé en loup pour avoir essayé d'assassiner pendant son sommeil Jupiter qui, sous la forme d'un simple mortel, était venu lui demander l'hospitalité. Antérieurement déjà à l'expédition des Argonautes, Mélampe, devin et médecin au Péloponèse, guérissait, au moyen de l'ellébore, les filles du roi Prœtus que Junon avait rendues folles et qui erraient dans les campagnes en poussant des mugissements sauvages. Les Scythes, premier exemple de ces singulières épidémies de folie que présenta plus tard le moyen âge, se crurent un beau jour changés en femmes.

Dans ces temps reculés

Où quatre mille dieux n'avaient pas un athée,

la connaissance des sciences naturelles n'existait à peu près pas ; le ciel était peuplé d'une foule de dieux et de demi-dieux, bons ou mauvais, qui dirigeaient tout sur la terre. L'air était rempli d'esprits et de mystères, et il n'est point étonnant que les symptômes souvent si bizarres de l'aliénation fussent interprétés comme le résultat d'influences surnaturelles et traités en conséquence. L'aliéné était d'ordinaire envisagé comme un être sacré auquel les puissances d'en haut faisaient l'honneur insigne d'élire domicile chez lui ; c'est encore le cas actuellement dans beaucoup de pays, en Orient, chez les sauvages de divers continents. — On connaît la touchante figure de la fille cadette de Tom flottant dans *Œil de faucon*, de Fenimore Cooper. — Le peuple dans certaines contrées de la France appelle « innocent » celui qui n'a pas reçu de la nature sa légitime intellectuelle.

Antiquité. C'est ce même ordre d'idées qui fit, dès la plus haute antiquité, envisager l'épilepsie comme une punition infligée à l'homme par la divinité, aussi l'appelait-on la «maladie sacrée», *morbus sacer*, et il faut arriver jusqu'à Hippocrate pour rencontrer un homme qui aura la hardiesse de s'inscrire en faux contre cette croyance.

Le père de la médecine, né dans l'île de Cos 360 ans avant Jésus-Christ, fut le premier qui fit vraiment de la science dans son art, et l'on peut dire qu'il a posé les fondements de la médecine aliéniste, en établissant clairement que le cerveau est le siège de l'intelligence, et que par conséquent les maladies de l'entendement sont des maladies de cet organe qui doivent être traitées non par des exorcismes ou des invocations à la divinité, mais par des moyens physiques : «Aux gens tristes, maussades, qui veulent s'étrangler, dit-il, faites prendre le matin en boisson la racine de mandragore à une dose moindre qu'il n'en faudrait pour causer le délire ; appliquez aux tendons des parties postérieures des sachets chauds... » Ce traitement n'est plus de mode aujourd'hui, mais un premier jalon a été posé et les médecins qui succèdent au père de la médecine confirment ses observations et développent ses théories.

Cælius Aurelianus entre autres, né à Carthage au temps des Antonins, — prend avec force le précepte d'Hippocrate, que la folie est une maladie physique, « ils se trompent, dit-il, ceux qui regardent l'aliénation mentale comme une maladie de l'âme et consécutivement du corps ; aucun philosophe n'a réussi à guérir la folie. » Chose remarquable, Cælius Aurelianus recommande déjà de se servir le moins possible de moyens matériels de contrainte — camisoles, liens, etc. — « Si la vue des hommes, dit-il, irrite les malades, et seulement dans des cas très rares, on emploiera les ligatures, mais avec les plus grandes précautions, sans aucune secousse, en recouvrant attentivement toutes les articulations et avec le soin de n'employer que des liens d'une texture molle et délicate, car les moyens de répression employés sans ménagements augmentent et font naître la fureur au lieu de l'apaiser. »

C'est là le principe du *no-restraint* de nos jours, remis en honneur par le docteur anglais Conolly, il y a trente ans environ, après dix-sept siècles d'oubli ; et cela n'était point si mal dit pour un Africain qui n'avait que les notions d'anatomie et de physiologie les plus rudimentaires.

On pouvait donc alors se croire sur la bonne voie, mais la chute de la civilisation romaine et les bouleversements qui la suivirent n'étaient pas propres à faire fructifier la semence mise en terre ; tout sombra dans ce vaste naufrage, les rumeurs de la guerre remplirent le monde, les sciences et les arts se réfugièrent dans les couvents, et la médecine, entre les mains de prêtres exaltés et ignorants, devint de nouveau la proie de la philosophie, du mysticisme et de la superstition.

Pendant près de douze cents ans, elle resta ainsi plus ou moins confondue avec l'alchimie et l'astrologie, et il faut arriver au XVme siècle pour la voir sortir de cette dangereuse promiscuité. Malheureusement la tradition hippocratique est perdue; pendant tout le moyen âge les idées de possession démoniaque reprennent le dessus et dominent la scène.

Moyen âge. — Dans l'antiquité les dieux étaient partout, maintenant c'est le diable, et jamais les pauvres aliénés ne passèrent plus mal leur temps que dans cette sombre période du moyen âge. « Chez les anciens, antérieurement à l'ère médicale, dit le Dr Morel, de Rouen, les fous étaient des inspirés, heu-

reux qui leur ressemblait! Dans le moyen
âge ce sont des possédés; une influence fatale
pèse sur leur tête, une inspiration démoniaque a pris possession de leur intelligence. »

Dans ces conditions il ne pouvait être question d'un traitement médical, rationnel ou
empirique, et nous sommes, hélas! bien loin
de la mandragore d'Hippocrate et de l'ellébore de Mélampe; les exorcismes, le fer et le
feu sont les moyens employés tant par l'Église
que par le bras séculier; les possédés périssent par milliers sur les bûchers et les écha-
fauds, mais, chose remarquable, comme la
persécution fait naître les martyrs, de même
il semble que ces atroces traitements n'ont
pour conséquence que d'accroître le nombre
des malheureux qui s'accusent d'avoir commis les actes les plus absurdes ou les plus ré-
voltants et d'être avec le diable dans une inti-
mité dont l'aveu les fera brûler vifs... Jamais
la folie ne fut si réellement contagieuse qu'a-
lors, et jamais à aucune époque de l'histoire
il n'y eut autant d'hallucinés.

Les meilleurs esprits n'étaient point affran-
chis de cette croyance aux démons. Ambroise
Paré lui-même, le grand Paré, le père de la
chirurgie française, mort en 1590, celui qui

nous a laissé cette belle devise : « Je le pansai, Dieu le guérit, » donne dans ces extravagances : « Les démons, dit-il, se forment tout subit en ce qui leur plaist, souvent on les voit se transformer en serpents, crapauds, chats-huants, corbeaux, boucs, chiens, asnes, loups, taureaux... ceux qui en sont possédés parlent la langue tirée hors de la bouche par le ventre... ils parlent divers languages incognus, font trembler la terre et marcher une montagne d'un lieu en un autre, soulèvent en l'air un château en sa place; ils remuent bancs, tables, bercent les enfants, feuilletent les livres, comptent l'argent, jettent la vaisselle par terre... Ils ont plusieurs noms comme : cacodémons, incubes, succubes, coquemars, gobelins, lutins, mauvais anges, Satan, Lucifer... »

On frémit d'horreur à la lecture des tortures physiques et morales infligées à ces prétendus possédés qui, sous les noms de : lamies, malfaitrices, striges, lestrigones, loups-garous, lycanthropes et vampires, confessaient avoir assisté au sabbat, dévoré des enfants, fait manger à leurs proches des débris humains déterrés dans les cimetières, vendu leur âme au diable, commis en un mot des actes dont l'extravagance même aurait dû, semble-t-il, démontrer l'impossibilité.

Voici quelques-unes des principales épidémies de folie avec les procès monstrueux auxquels elles ont donné lieu [1].

Au XVme siècle. Possédés et anthropophages de Berne et du Pays de Vaud. Épidémie de folie démonolâtre de l'Artois. Anthropophages en Allemagne. Démonopathie des moinesses de Cambrai.

Au XVIme siècle. Démonolâtrie en Lombardie, en Espagne. Quatre-vingts monomaniaques brûlés dans l'espace d'un an en Savoie; quatre cents dans le Languedoc. Épidémie de Lorraine, neuf cents mélancoliques mis à mort. Lycanthropie dans le Jura.

Au XVIIme siècle. Démonolâtrie dans le pays de Labourd, dans le Bastan. Hystéro-démonopathie des nonnes de Sainte-Ursule à Aix. Aboiements des femmes d'Amou, près de Dax, dans les Landes. Démonopathie des religieuses de Sainte-Brigitte à Lille, des Ursulines de Loudun avec le célèbre procès d'Urbain Grandier. Quatre-vingt-cinq sorciers

[1] Voir, pour plus de détails, Calmeil: *De la folie considérée sous le point de vue pathologique, philosophique, historique et littéraire.* Paris, 1845.

brûlés à Elfdalem, en Suède. Choréomanie en Allemagne. Tarentisme de la Pouille.

Au XVIIIme siècle. Théomanie extato-convulsive des calvinistes. Miaulements des nonnes dans un couvent de Paris. Convulsionnaires Jansénistes. Vampirisme en Pologne, Hongrie, Moravie. Délire magnétique des disciples de Mesmer.

Au XIXme siècle. Épidémie de démonolâtrie chez les femmes de Morzine, en Savoie.

J'ai cité plus haut l'opinion d'Ambroise Paré sur les démons; le plus grand nombre des médecins contemporains partageaient ces croyances, mais il est juste d'ajouter que d'autres, en revanche, font une brillante exception et eurent le courage de dire et d'imprimer que les prétendus sorciers étaient des malades. Nommons en particulier J.-P. Porta, Ponginibius, et surtout J. Wier qui, dans un ouvrage publié à Amsterdam en 1560, démontre que les possédés ayant perdu la raison et le libre arbitre, ne sont pas responsables de leurs actes.

Montaigne, dans ses *Essais* (1580) prend également le parti de ces malheureux : « Combien plus naturel, dit-il, que notre entendement soit emporté de sa place par la volubilité de notre esprit détraqué que cela, qu'un de nous soit emporté sur un balay, ou long tuyau de cheminée, en chair et en os, par un esprit estranger ? Ne cherchons pas des illusions du dehors et inconnues, nous qui sommes perpétuellement agités d'illusions domestiques et nostres. Il me semble qu'on est pardonnable de mescroire une merveille autant au moins qu'on peut en destourner et élider la vérification, par voye non merveilleuse... »

Un prince souverain lui ayant, pour le convaincre, fait examiner une collection de sorciers enfermés dans ses prisons, le philosophe conclut : « Enfin et en conscience je leur eusse plustost ordonné de l'ellébore que de la ciguë... »

Ces temps où l'on brûlait les sorciers sont passés à jamais, mais la croyance aux démons n'appartient pas au moyen âge seulement. Le village de Clauzetto, dans le Frioul, pour en citer un seul exemple, possède une église dans laquelle deux fois par an il est, de nos jours encore, procédé, sous les auspices du clergé, à l'expulsion de nombreux démons du corps de quantité de malades qui viennent y chercher ainsi remède aux maladies nerveuses dont ils sont atteints.

Pendant toute cette sombre époque du moyen âge, les tentatives faites par quelques médecins ou philosophes pour montrer la folie sous son vrai jour sont trop timides et trop contraires au courant tout puissant de l'opinion pour arriver à un résultat pratique. A côté des aliénés qui périssent sur les bûchers, d'autres, assez heureux pour ne rien avoir à faire avec le diable, mais envisagés comme au-dessus des ressources de l'art, membres inutiles et gangrenés de la société, sont, la plupart du temps, abandonnés à eux-mêmes s'ils sont inoffensifs, et errent comme des bêtes sauvages dans les forêts et les lieux déserts; s'ils sont vic...ts, on les enchaîne dans des cachots ou dans des étables, jusqu'à ce qu'ils y périssent de misère et de saleté.

Et encore les uns et les autres n'étaient-ils peut-être pas les plus à plaindre! Ceux que leur mauvaise étoile faisait tomber entre les mains des médecins n'en sortaient guère en meilleur état; les saignées à blanc, les émétiques et les purgatifs violents, les douches, les coups de nerf de bœuf, le pilori, l'immersion, étaient là pour leur montrer jusqu'où peut aller dans l'application d'un système la férocité... nous allions dire des médecins, disons : de la médecine! Ainsi Thomas Willis, célèbre médecin du XVIIme siècle, anatomiste et physiologiste distingué qui a donné son nom à l'un des principaux embranchements artériels du cerveau, écrivait « qu'on doit chercher à maintenir les maniaques dans les limites des convenances et du devoir, et à réprimer le tumulte de leurs actes en agissant sur leur âme par voie d'intimidation, en les entourant de gardiens dont l'aspect suffira pour les jeter dans la terreur; qu'on ne doit épargner, pour atteindre ce but, ni les menaces, ni les chaines, ni les coups, attendu que les souffrances et les tortures agissent plus efficacement pour réprimer l'élan de la fureur que les substances médicamenteuses. »

Temps modernes. Ce triste état de choses dura sur le continent jusqu'aux dernières années du siècle passé, mais à l'Angleterre revient l'honneur d'avoir la première fondé un hospice pour le traitement régulier des aliénés; l'asile de Saint-Lukes à Londres, ouvert dans le milieu du siècle, fraya la voie à des procédés plus scientifiques et plus humains.

En France, sous la Terreur, le docteur Pinel, — né en 1755, mort en 1826, — médecin d'abord de Bicêtre, puis de la Salpêtrière, fait tomber les fers des aliénés de ces deux établissements. Ces misérables, mal nourris, couverts de haillons, souvent même entièrement nus, étaient pour la plupart enchaînés dans d'infectes et humides cabanons; privés d'air, de lumière, de mouvement, ils croupissaient dans la fange et les ordures. Le dimanche et les jours de fête, leurs portes étaient ouvertes au public qui, moyennant une légère rétribution aux gardiens, étaient admis à les visiter et à les exciter pour s'amuser de leurs fureurs. Les moins malheureux était ceux qui, envisagés encore comme curables, occupaient dans quelques hospices des lits à quatre places.

Pinel risqua sa tête pour adoucir leur sort; le peuple s'était imaginé qu'il y avait là des aristocrates qui simulaient la folie afin d'échapper à l'échafaud et que le courageux médecin voulait leur ménager ainsi une facile évasion; de là à être soi-même mis sous le couteau, il n'y avait qu'un pas... Ce pas heureusement ne fut pas franchi; Pinel continua en paix son œuvre qui, avec son *Traité médico-*

philosophique de l'aliénation mentale, ouvre une ère nouvelle dans l'histoire de la folie, et son nom restera l'une des plus pures gloires de la France.

Après lui, Esquirol, son disciple, continue à marcher dans la voie tracée; médecin instruit, homme de cœur et d'intelligence, il donne définitivement à l'étude de l'aliénation mentale droit de cité comme spécialité dans la médecine, et son *Traité des maladies mentales* publié en 1838, demeurera un livre classique.

Depuis lors, — soit dans l'espace d'un demi-siècle — la psychiâtrie[1] a fait des progrès immenses. Actuellement, dans tous les pays civilisés, l'aliéné est envisagé comme un malade, et si l'organisation des asiles qui lui sont destinés laisse encore parfois à désirer, le jour s'approche où partout ce service sera à la hauteur de la science et de l'humanité.

[1] De ψυχή, âme et ιατρος, médecin.

CHAPITRE II

FONCTIONS DU CERVEAU

Avant de parler de la folie, il est nécessaire d'étudier les fonctions du cerveau. C'est ce que je vais faire très brièvement en me bornant à esquisser les points les plus essentiels.

Ces fonctions se résument en trois mots : sensation, mouvement, intelligence.

Le cerveau, l'organe le plus admirable mais aussi le plus compliqué de tout le corps, est le centre du système nerveux. Comme la station centrale d'un réseau téléphonique est le lieu de réunion des fils qui parcourent une ville dans tous les sens, ainsi le cerveau est le point de rendez-vous, ou de contact, des nerfs qui en rayonnent dans toutes les directions et le mettent en communication avec tous les points de l'organisme. Ces nerfs sont, par rapport à leurs fonctions, essentiellement de deux natures bien distinctes. Dans les uns le courant nerveux chemine de la périphérie au centre, c'est-à-dire des organes ou de la surface du corps au cerveau : ce sont les *nerfs sensibles*. Dans les autres, le courant marche au contraire du centre à la périphérie, soit du cerveau aux organes et spécialement aux muscles; ce sont les *nerfs moteurs*.

Il y a deux espèces de nerfs sensibles : les nerfs sensibles ordinaires et les nerfs spéciaux des cinq sens. Ce sont eux qui, en transmettant au cerveau les impressions que les objets extérieurs font sur le corps — excitation — nous mettent en communication avec le monde environnant. Ils sont si nombreux et leurs terminaisons à la surface de la peau forment un réseau si serré qu'on ne peut la piquer nulle part avec la plus fine pointe d'aiguille sans percevoir immédiatement la piqûre. Ce sont les nerfs sensibles qui transmettent à la conscience les impressions du chaud, du froid, de la douleur.

Les nerfs spéciaux des sens ne transmettent que les impressions particulières à la réception desquelles ils sont destinés; ainsi le nerf optique ne transmet que des impressions visuelles ou de lumière; le nerf acoustique que des sons, et ainsi de suite.

Ce que les nerfs sensibles ou sensitifs transmettent au cerveau s'appelle *sensation*.

Il existe également deux espèces de nerfs moteurs. Les uns obéissent à la volonté pour mettre les muscles en mouvement; les autres en sont indépendants et fonctionnent sans sa participation, soit pour faire mouvoir les organes dont le jeu est nécessaire à la vie, le cœur, les poumons, etc., soit pour présider à la nutrition des tissus. Le travail de ces derniers est inconscient, continu et ne cesse pas pendant le sommeil.

Le cerveau est donc la station centrale dans laquelle tous ces divers nerfs se réunissent et combinent leur action. C'est par les uns qu'il sait constamment ce qui se passe autour de lui, soit dans le corps, soit au dehors du corps, et par les autres qu'il a la possibilité d'agir dans l'intérêt général; ainsi un moucheron va m'entrer dans l'œil, mon cerveau, prévenu du danger par les nerfs sensibles, ordonne à ma paupière de se fermer, et elle se ferme instantanément sans que je m'en sois mêlé ; une parcelle d'aliment s'égare dans le larynx et menace de nous étouffer, tout de suite le cerveau, toujours vigilant, commande aux muscles de la poitrine de faire un effort de toux pour expulser l'intrus. Ces mouvements sont involontaires et s'exécutent aussi pendant le sommeil.

Un réseau d'horloges électriques a pour organe central indispensable un régulateur qui distribue à chaque horloge particulière l'heure en même temps que le courant. Eh bien! le cerveau est le régulateur de la vie dans le corps tout entier, et comme, à son tour, il ne peut fonctionner d'une manière normale que si le corps lui envoie, par l'intermédiaire du cœur et des artères, du sang de bonne qualité, ils dépendent étroitement l'un de l'autre. La fable des membres et de l'estomac n'est pas vraie seulement pour ce dernier organe ; elle l'est pour tous, et le cerveau ne peut pas plus se passer du corps que le corps du cerveau.

Dans le domaine des mouvements volontaires, le rôle du cerveau est le même que dans celui des mouvements involontaires et inconscients dont il vient d'être question ; mais ici, il n'agit plus de son propre chef et sous sa seule responsabilité, il obéit à la pensée dont il exécute les ordres par l'intermédiaire des muscles. Ainsi mes yeux et mes oreilles indiquent à mon cerveau une guêpe qui bourdonne autour de moi, vite il ordonne à ma main de la chasser, et ma main obéit. Le cerveau transforme donc la sensation en mouvement.

Intelligence. Le cerveau est le siége unique, exclusif de l'intelligence ; comme il est seul à sentir, il est aussi seul à penser et à vouloir. Personne n'a besoin de longues démonstrations physiologiques pour en être convaincu ; nous avons tous la conscience que c'est avec le cerveau que nous pensons. Lorsque je veux réfléchir à quelque chose, rechercher dans ma mémoire un nom, un fait ou une date, c'est à mon cerveau que je m'adresse ; je sens le travail qui s'y fait, et le geste qui nous est instinctif à tous, de nous frapper le front avec la main lorsqu'une chose que nous cherchions sans pouvoir la trouver nous revient subitement, ou lorsque quelqu'un nous rappelle un fait que nous avions oublié, indique bien que le cerveau était le seul coupable.

C'est par le cerveau que nous avons conscience de notre propre existence ; un être sans cerveau ne sait pas qu'il existe.

Les anciens plaçaient le siége de certains

sentiments dans des organes autres que le cerveau, dans les viscères de la poitrine ou de l'abdomen; ainsi le courage dans le cœur, les passions tristes dans le foie, la peur dans les entrailles, etc. La science moderne n'admet plus ces localisations qui se sont cependant conservées dans le langage ordinaire; on dit tous les jours : un homme de cœur, un cœur de lion, déverser sa bile... mais le cœur ni le foie n'ont rien à voir là-dedans.

Ces croyances erronées de l'antiquité provenaient de ce que très fréquemment une émotion subite, un mouvement passionnel intense, par exemple, sont accompagnés de sensations périphériques dans les viscères, palpitations, oppression, malaises d'estomac; mais ces viscères ne sont pour rien dans la production de l'intelligence elle-même, et il n'y a pas plus d'intérêt à garder dans un bocal le cœur d'un grand homme que sa rate ou sa vésicule biliaire ; le cerveau seul a droit à cet hommage, si hommage il y a.

Sans doute que les sensations transmises au cerveau des diverses parties du corps peuvent influencer beaucoup l'humeur et les sentiments (on en fait tous les jours l'expérience), mais cela ne peut avoir lieu que précisément par l'intermédiaire du cerveau, et ne contredit en rien le fait que seul il est le siège de la vie intellectuelle.

La preuve que le cerveau est bien le laboratoire de la pensée, est que seules les blessures qui l'atteignent troublent l'intelligence. On peut couper à un homme bras et jambes, on peut (l'audace de la chirurgie moderne ne connait plus de bornes), lui enlever tout ou partie des organes qui ne sont pas absolument indispensables à la vie, on peut le priver de son larynx, d'un rein, lui exciser une partie de l'estomac ou un mètre d'intestin, et la pensée restera intacte; tandis que la plus petite offense faite au cerveau suffit pour la troubler gravement.

Il existe d'ailleurs une preuve chimique que la pensée s'élabore dans le cerveau. Cet organe contient beaucoup de phosphore que le mouvement incessant de la vie consume ou oxyde pour en rejeter les résidus au dehors dans les sécrétions. Or la chimie constate que plus un homme travaille de la tête, c'est-à-dire active sa combustion cérébrale, plus la quantité de ces résidus de phosphore augmente; tandis qu'en revanche dans le sommeil, pendant lequel l'activité cérébrale est réduite à son minimum, cette quantité diminue considérablement.

L'anatomie comparée, enfin, nous fournit dans cette question du siège de la pensée des renseignements précieux en constatant que le développement de l'intelligence est en raison directe de la grosseur du cerveau, et que dans toute la série animale, depuis les animaux-plantes qui n'en ont point, jusqu'à l'homme, on voit son volume augmenter graduellement.

Ceci n'est cependant pas tout à fait exact; l'éléphant, cet être pourtant si intelligent, a un cerveau relativement plus petit que l'oiseau, qui lui est de beaucoup inférieur: tête de linotte, dit le proverbe; et le professeur Wagner, de Göttingen, a constaté qu'un idiot de cette ville avait un cerveau plus pesant que celui de son collègue, l'astronome et professeur de mathématiques Gauss... Ce n'est donc pas le poids seul du cerveau qui détermine le degré de l'intelligence; c'est autre chose.

Lorsqu'on examine un cerveau d'homme ou de mammifère supérieur, on remarque que sa surface est sillonnée de fissures sinueuses laissant entre elles comme des bourrelets arrondis de la grosseur environ du doigt d'un enfant. Ces fissures sont appelées : sillons, et ces bourrelets : circonvolutions cérébrales.

Si maintenant on coupe ce cerveau en plusieurs morceaux, on voit que la surface des sections présente deux colorations bien distinctes : un centre blanc, et un bord gris de quelques millimètres d'épaisseur. Ce bord gris, appelé par les anatomistes substance grise du cerveau, le recouvre de toutes parts en se moulant exactement sur les replis et les sinuosités de sa surface. Or il est évident que plus les sillons sont profonds et nombreux, plus aussi la surface totale de cette substance grise sera grande, et c'est elle qui est le siège spécial de l'intelligence. A mesure qu'on descend dans la série animale les facultés intellectuelles diminuent en même temps que les fissures et les circonvolutions qui n'existent déjà plus qu'à l'état rudimentaire chez les rongeurs (écureuil, lièvre, marmotte), et les insectivores (hérisson, chauve-souris), pour disparaître entièrement chez les derniers des mammifères, ornithorynques, marsupiaux et édentés.

D'homme à homme les différences sont souvent considérables, et, pour ne parler que de la race blanche, le cerveau de l'homme de génie ou seulement très intelligent est beaucoup plus riche en sillons profonds et en circonvolutions que celui de l'individu peu doué. Le cerveau du professeur Gauss dont il vient d'être question était, dans sa région frontale surtout, remarquablement riche en circonvolutions. Chez les races humaines inférieures, telles que les Papous et les sauvages australiens, elles deviennent d'une simplicité extrême. Le cerveau de la Vénus Hottentote est sous ce rapport au niveau de celui d'un idiot européen.

Les circonvolutions cérébrales manquent totalement chez les poissons, les reptiles et les oiseaux.

CHAPITRE III

MÉCANISME DE LA PENSÉE

Le cerveau étant donc le siège, ou l'organe de la pensée, il convient, avant d'étudier les troubles de cette dernière, d'esquisser brièvement son mécanisme à l'état normal, car de même que l'étude de l'anatomie est la base de toute science médicale, ainsi la connaissance du jeu de la pensée saine est indispensable à l'explication de la folie.

Nos facultés intellectuelles considérées dans cet ensemble qui constitue le *moi*, se divisent en trois grands groupes : Intelligence proprement dite, sentiments, volonté.

Intelligence. L'impression que font sur le corps les objets extérieurs étant transmise par les nerfs sensibles au cerveau, celui-ci la transmet à son tour à la conscience, et cet acte, véritable opération d'enregistrement, se nomme la perception. C'est par la perception que notre esprit est mis en rapport avec le monde extérieur et a connaissance de ce qui s'y passe. Mais pour que la perception soit complète et utile, il faut qu'une autre faculté entre en jeu : l'attention, qui consiste, pourrait-on dire, à diriger notre esprit vers la sensation, comme la feuille se tourne vers le soleil pour en mieux recevoir les rayons. Sans l'attention les impressions et les sensations peuvent fort bien passer inaperçues ; ainsi un homme fortement préoccupé n'entendra pas le bruit qui se fait autour de lui, ou parcourra machinalement une rue sans voir les gens qu'il croise sur son chemin.

C'est par l'attention fixée tout entière sur une seule impression que l'esprit peut s'isoler de toutes les autres, ainsi ne voir au théâtre, par exemple, que le jeu des acteurs et ne pas entendre la musique, ou vice-versa ; ou bien lire en pensant à autre chose et ne pas savoir ce qu'on a lu.

L'esprit ayant, au moyen de l'attention, perçu une sensation, cette perception devient la conception ou l'idée simple, qui est la base même de toute activité intellectuelle.

Le nouveau-né n'a pas de conceptions,

parce que chez lui la sensation n'est pas consciente comme telle, pas davantage que chez l'homme qui dort; ce n'est que plus tard, par l'expérience, qu'il apprend peu à peu que telle sensation est liée à telle excitation ou cause extérieure, et que, pour s'y soustraire ou l'utiliser, il convient de faire tel ou tel mouvement. Arrivé à ce degré de développement il tend déjà les mains à la vue de la bouteille contenant son lait.

Cette faculté de reproduire dans l'esprit une conception antérieure est la mémoire, faculté admirable et précieuse entre toutes, puisqu'elle nous permet de profiter des expériences du passé et d'accumuler un fonds de réserve de connaissances au moyen desquelles nous sommes en mesure, dans chaque nouveau cas, de comparer les sensations présentes aux sensations passées, les idées nouvelles aux idées acquises.

Une conception ne naît pas seule dans l'esprit, ou du moins n y reste pas longtemps solitaire. Sa présence même en fait naître d'autres, semblables ou opposées; c'est l'association des idées.

Voilà donc l'esprit bien outillé; il perçoit des sensations que la conscience et l'attention changent en conceptions, et ces conceptions il les compare à celles que la mémoire et l'association des idées lui fournissent; il voit les rapports existant entre elles et le monde extérieur, le lien qui les lie ou les contrastes qui les séparent ; il classe, trie, rejette les unes, retient et coordonne les autres pour en faire un tout logique et harmonique ; c'est le raisonnement.

Mais pour que le raisonnement puisse fonctionner d'une manière normale il est indispensable que la production des conceptions soit régulière, ni trop lente ni trop précipitée ; dans le premier cas la pensée sera à sec comme un torrent sans eau, dans le second, il y aura inondation, c'est-à-dire désordre et dévastation.

Sentiments. La conception, comme la sensation, peut-être accompagnée de douleur ou de bien-être, résultat d'une sorte de jugement vague sur l'empêchement ou la liberté d'allures éprouvés par le moi. Cette douleur et ce bien-être constituent les sentiments, qui dépendent entièrement des conceptions. Des conceptions gaies rendent l'humeur sereine, des conceptions tristes, l'assombrissent. Dans bien des cas cependant nous ne pourrions pas dire clairement pourquoi nous éprouvons tel ou tel sentiment de peine ou de plaisir. L'influence inconsciente des organes joue ici, sans doute, un rôle considérable, et l'on peut dire que certains sentiments sont mi-physiques, mi-psychiques.

Les sentiments vont constamment deux à deux, opposés l'un à l'autre ; autrement dit, un sentiment est toujours le contraire d'un autre, ainsi : plaisir et douleur, amour et haine. Les deux premiers sont à la base même de toute notre organisation ; la satisfaction de nos inclinations et de nos instincts naturels procurant le bien-être ; la non-satisfaction entraînant la souffrance. En temps ordinaire, lorsque les conceptions suivent un cours normal régulier, l'ensemble des sentiments et de l'humeur se trouve dans un état de calme et d'équilibre qui est le bien-être psychique ; mais qu'elles viennent à être brusquement troublées, le moi en reçoit un choc qu'on appelle émotion, mouvement passionnel, trouble émotif.

Aux sentiments se rattache le *sens moral*, c'est-à-dire la faculté d'acquérir et d'utiliser les notions d'esthétique morale au moyen desquelles nous parvenons à réprimer ce qu'il y a de mauvais dans nos instincts et nos penchants égoïstes, et de faire prévaloir les aspirations du vrai et du bien. Le sens moral oppose l'altruïsme, soit l'ensemble des bons sentiments envers autrui, à notre égoïsme naturel. On verra plus loin quel rôle immense sa faiblesse ou son absence jouent dans certaines formes d'aliénation.

Remarquons que les sentiments, pris dans le sens le plus étendu du mot, et le sens moral sont dans une grande mesure indépendants de l'intelligence proprement dite. L'homme d'esprit n'aura pas *eo ipso* les sentiments les plus élevés, et ceux d'un incomplet peuvent revêtir un caractère de distinction inconnu au plus grand génie.

Volonté. Mais l'intelligence ne travaille pas dans le vide, elle donne naissance à la volonté, qui est à la conception ce que le mouvement est à la sensation. La volonté est l'élément moteur de l'esprit, dernier rouage dans l'enchaînement des opérations de la pensée qui nous permet de mettre en pratique ce que celle-ci nous enseigne. Dans le domaine physique ce sont tous les actes de l'existence, dans le domaine intellectuel, c'est la faculté de concentrer notre attention sur une idée, d'observer, de réfléchir, d'invoquer la mémoire.

La volonté toutefois ne produit pas nécessairement l'action ; elle peut aussi se décider pour la non-action. L'esprit possédant tous les moyens d'appréciation, de réflexion et de comparaison, pesant dans chaque occurrence le pour et le contre, a la faculté de choisir librement entre les deux, et cette faculté constitue la liberté morale.

CHAPITRE IV

QU'EST-CE QUE LA FOLIE ?

Et maintenant qu'est-ce que la folie? Il n'est point si facile qu'on pourrait le penser de répondre à cette question et une définition satisfaisante de la folie est encore à trouver. Littré dit que « le fou est celui qui a perdu la raison », mais il faudrait d'abord savoir en quoi consiste la raison, quelles sont ses limites et où se trouve la mesure qui servira à les mesurer. J'aime mieux la définition de Voltaire : « La folie est une maladie qui empêche un homme de penser et d'agir comme les autres ». Mais encore, que veut dire penser et agir « comme les autres » si ce sont les autres qui se trompent?

La Rochefoucauld a dit : « On peut avoir plus raison qu'un autre, mais on n'a pas plus raison que tous les autres »; et encore : « C'est folie de vouloir être sage tout seul ». Salomon de Caus et Galilée l'ont bien vu... L'un a été enfermé comme fou pour avoir prétendu qu'on pouvait faire marcher une machine en y cuisant de l'eau; l'autre fut condamné par l'Inquisition pour avoir affirmé la rotation de la terre.

On peut donc penser et agir autrement que les autres sans être le moins du monde aliéné. Le délire est souvent tout à fait relatif, ce qui est folie pour les uns, peut être sagesse pour les autres — « vérité en deçà des Pyrénées, erreur au delà » dit l'auteur des *Provinciales* — et celui qui prétendrait aujourd'hui que la terre est immobile ne serait pas moins extravagant que ne le paraissait Galilée lorsqu'il affirmait le contraire.

Ne nous attardons dès lors pas à chercher une bonne définition de la folie; voyons seulement comment elle doit être envisagée au point de vue de sa nature et de ses rapports avec notre être physique et moral.

Cette question a fait, depuis le commencement du siècle, noircir bien du papier, et la lutte qu'elle a soulevée entre philosophes et médecins prit, par moments, des proportions quasi-homériques. Deux grandes écoles, l'é-

cole spiritualiste et l'école somatique [1] se sont,
depuis la naissance de la psychiàtrie, disputé
avec acharnement les palmes de la victoire,
et dans la première les combattants n'ont pas
même pu se mettre d'accord entre eux. Voyons
rapidement les principaux de leurs systèmes.

Folie, maladie de l'âme, péché. — Le fon-
dateur et le chef de l'école spiritualiste fut
Heinroth, professeur de psychiàtrie à Leip-
zig, au commencement du siècle. La vie de
l'homme, dit-il, est ce qu'il la fait lui-même;
tel il agit, tel il est; ses actes sont le résultat
de la volonté, et la volonté dérive de la liberté.
L'esprit ne peut vivre que de liberté; elle est
l'essence même de sa nature, et l'esprit qui
n'agit pas selon les lois de la morale et de la
sanctification, perd sa liberté. Or, l'esprit est
la nourriture de l'âme, mais cette nourriture
ne profite qu'à l'âme libre, et nous tombons
en esclavage dès que nous nous laissons guider par ce qui n'est pas spirituel, c'est-à-dire
par le monde, le monde dans le sens bibli-
que, soit les mauvais instincts qui sont innés
dans tout cœur d'homme.

[1] Du mot grec σωμα, corps.

Nous ne pouvons donc être heureux qu'à la condition de ne pas pécher. Les astres suivent leur marche régulière en gravitant autour du soleil; ainsi l'homme ne peut assurer son bonheur et sa santé dans ce monde, comme son salut dans l'autre, qu'en marchant fermement uni à l'Esprit éternel; et cette union, il ne l'atteindra qu'en subordonnant sa volonté à celle de Dieu et en vivant en lui. Là seulement est la liberté, condition *sine qua non* du bonheur et de la santé. L'homme qui abandonne ce guide céleste devient le jouet de toutes les aberrations, jusqu'à la folie et au suicide; il tombe en proie aux puissances infernales, à commencer par le doute, car comme la foi porte le ciel avec elle, de même le doute renferme l'enfer.

Partant de là, Heinroth estime que la clef de la connaissance et du traitement des maladies mentales se trouve tout entière dans la doctrine chrétienne. Pour lui, le corps n'est rien, l'âme est tout; c'est elle seule qui est malade et qu'il faut soigner. La religion est le seul moyen que nous ayons de nous préserver des maladies de l'esprit; elle seule aussi peut les guérir...

Cette doctrine, on le voit, ne tient aucun

compte des organes ; aussi, inattaquable sans doute au point de vue strictement religieux, ne supporte-t-elle pas l'examen, dès qu'on entre dans le domaine des faits et de l'expérience de tous les jours. Heinroth assimile l'intelligence à l'âme, deux choses pourtant bien distinctes, et s'il a raison de dire que les maladies de cette dernière sont le péché, il commet une grosse erreur en les confondant avec celles de la pensée et en faisant abstraction de son organe, le cerveau. C'est de la théologie, mais non de la médecine, et il est étrange d'entendre Heinroth, qui était pourtant médecin, nier jusqu'à l'hérédité elle-même, sous prétexte que le moi pensant, l'âme, n'est pas héréditaire !

Je ne puis réfuter ici de point en point la doctrine de Heinroth ; s'il est une chose certaine dans l'histoire de l'aliénation mentale, c'est sa transmission par voie d'hérédité. Que dirait-il d'ailleurs d'un homme qui perd la raison à la suite d'un violent chagrin dont il est parfaitement innocent, d'une fièvre cérébrale ou d'une fracture du crâne ?

En outre, si Heinroth avait raison, si la folie était une conséquence de l'éloignement de Dieu, pourquoi verrait-on si fréquemment l'exagération du sentiment religieux et des pratiques qui en sont la conséquence, dégénérer en véritable trouble mental? Légion est le nombre des malheureux que les sectes et les faux prophètes conduisent au délire et à la démence.

La doctrine de Heinroth n'est donc pas soutenable, et cependant elle trouva de fervents adhérents dont l'un des plus autorisés fut Ideler, qui il y a trente ans encore enseignait la médecine mentale à Berlin.

Folie, passion poussée à l'excès. — Ideler, il faut le reconnaître, avait plus de sens pratique et de culture scientifique que Heinroth. et cependant il estime comme lui que le corps n'a rien à voir dans la folie. Le coupable toutefois n'est plus, dans son opinion, le péché; ce sont les passions, les passions poussées à l'excès et qui ne sont plus réfrénées par la « présence d'esprit », c'est-à-dire par la raison.

La folie, dit Ideler, est l'irruption violente de la pensée au delà des circonstances réelles de la vie, qu'elle dépasse ou devance avec une impétuosité ne connaissant aucun frein, se privant elle-même, de cette façon, des conditions nécessaires à son développement normal. Manquant dès lors de maturité et de condensation, elle se brise au choc des faits de la vie réelle, et pour pouvoir arriver à se reformer, elle doit avoir recours à la fantaisie, car seule la fantaisie peut lui fournir assez d'espace pour se mouvoir à sa guise, sans gêne et sans frein. Or, deux forces seules peuvent produire un effet aussi puissant : l'enthousiasme et la passion ; mais, tandis que le premier appelle à soi toutes les aspirations les plus élevées pour donner à la pensée une forme complète et harmonique, la seconde, au contraire, naît de la tyrannie qu'un instinct isolé et bas exerce sur l'âme.

Le véritable enthousiasme ne dégénère jamais en folie, tandis que la passion poussée à l'excès, anéantissant la conscience de la réalité et de soi-même, s'égare dans le monde des chimères, qui seul peut satisfaire à l'infini de ses aspirations.

La folie est ainsi l'envahissement de l'âme par une passion que rien ne combat ni n'arrête, et en étudiant chaque cas attentivement, en disséquant l'être moral comme l'anatomiste dissèque l'être physique, on arrive toujours à reconnaître la passion qui est au fond de la maladie ; toute folie est la caricature d'une forme quelconque de caractère. Le médecin-aliéniste doit donc connaitre à fond le jeu des passions, leur mode de développement et leurs transformations dans le cœur humain; autrement il lui serait impossible de détruire dans leur germe les maladies qu'elles produisent. C'est là le seul moyen de guérir la folie, car, indépendamment des moyens de traitement purement médicaux, rendus nécessaires par des troubles physiques co-existant toujours, il est indispensable de secouer, par des impressions sensorielles puissantes, l'âme du sommeil de mort qui l'étreint; sinon ses forces se paralysent à jamais et tout espoir de guérison est perdu...

Ideler est en progrès notable sur Heinroth; sa médecine est sans doute encore de la philosophie, mais il admet la co-existence constante de troubles organiques, et c'est un grand pas. Pour le reste, on peut lui faire les mêmes objections qu'à Heinroth; on voit tous les jours les cas de folie les plus caractérisés provenir, sans aucun doute possible, d'altérations corporelles dans lesquelles la passion n'a pas joué le moindre rôle, et une théorie qu'un seul fait contredit n'est plus soutenable. Un homme est pris de délire à la suite d'une fièvre typhoïde qui a tellement appauvri son sang que celui-ci ne suffit plus à une alimentation normale du cerveau ; des ferrugineux le guérissent, la passion n'y était pour rien.

Une passion poussée à l'excès devient certainement parfois une cause de folie, mais elle ne peut agir qu'en troublant physiquement les fonctions cérébrales, et la maladie n'est dès lors plus un simple mouvement passionnel, si intense soit-il.

Folie, erreur de l'esprit. — Heinroth et Ideler étaient Allemands [1], c'est-à-dire enfants d'un pays où l'esprit, on le sait, s'égare volontiers dans les labyrinthes de la spéculation philosophique ; mais voici venir de l'autre côté du Rhin un homme tout pratique, le Dr Leuret, médecin et anatomiste distingué, dont les doctrines firent grand bruit il y a une quarantaine d'années. Or, le Dr Leuret est aussi un spiritualiste ; c'est lui qui a prononcé cet aphorisme célèbre : « l'aliéné est un homme qui se trompe ».

Leuret nie donc que la folie soit une mala-

---

[1] Voir aussi la doctrine de Stahl — 1660-1734 — sur le rôle de l'âme dans l'organisme, doctrine renouvelée d'Aristote et connue sous le nom d'*animisme*.

die physique due à une altération organique du cerveau. Voici les trois propositions dans lesquelles il résume sa doctrine:

1° S'il est vrai que la folie dépende d'une altération du cerveau, on ignore complétement en quoi consiste cette altération.

2° Le traitement moral généralement mis en usage n'est considéré que comme un auxiliaire du traitement physique.

3° L'intelligence et les passions ne peuvent être ramenés à leur type régulier sans le secours du traitement moral, et ce mode de traitement est le seul qui ait une influence directe sur les symptômes de la folie.

On remarquera que la première de ces trois propositions ne tranche pas la question qui est au fond du débat, à savoir : si, oui ou non, la folie est due à une altération organique du cerveau. Leuret va même jusqu'à dire : « J'admets dans la production de la folie l'influence de certaines causes physiques ; j'admets également que chez les aliénés les lésions organiques du cerveau sont plus fréquentes que chez toute autre espèce de malade... » Mais peu importe! pour lui ce point n'est qu'accessoire ; l'essentiel c'est le traitement, et le traitement doit être avant tout moral.

Le traitement du médecin français ne consiste pas seulement à placer le malade dans les conditions morales les plus favorables à la guérison, à l'entourer de ménagements, à l'encourager s'il est mélancolique, à le reprendre et à l'exhorter au calme s'il est agité; il emploie essentiellement l'intimidation et par des moyens violents, en particulier la douche et les affusions d'eau glacée, il oblige l'aliéné à reconnaître son erreur ou le punit lorsqu'il se laisse aller aux impulsions de son délire. « Que faisons-nous, dit Leuret, à ceux que nous reconnaissons dans l'erreur? Leur opposons-nous des sangsues, des purgatifs ou des objections? des objections. Faisons donc de même avec les aliénés, car les aliénés sont des gens qui se trompent ».

Leuret, d'ailleurs, ne proscrit pas l'emploi de tout moyen médical de traitement; il admet que des maladies ou symptômes accessoires, tels que la fièvre, la paralysie, etc., compliquent la folie, et « contre ces symptômes, dit-il, l'emploi de certains remèdes, toujours indiqué, est quelquefois efficace, et il faut bien se garder de les négliger ».

Le traitement moral de Leuret, à peu près complétement abandonné aujourd'hui, avait cependant, dans beaucoup de cas, une grande utilité, car on ne saurait nier que la liberté illimitée laissée aux manifestations du délire contribue évidemment à l'entretenir et à le fortifier, tandis qu'en en réprimant l'expression, on l'empêche en quelque sorte de prendre pied dans le cerveau. C'est l'histoire de la plante dont les racines périssent lorsque ses branches ne peuvent se développer.

Je visitais un jour un asile d'aliénés, dont le médecin en chef, aimable vieillard, me faisait lui-même les honneurs. Tout en causant, il s'était arrêté et, debout au milieu d'un préau, parlait, en souriant, de la mode en médecine. A ce moment un de ces malades dont la méchanceté est le principal caractère, s'approche sournoisement et lui crache à la figure. « Quand je vous le disais! le système de Leuret avait pourtant du bon », dit tranquillement le bon docteur, en s'essuyant la joue.

Ce n'est donc pas tant dans sa méthode de traitement de la folie que le savant médecin français faisait fausse route, que lorsqu'il affirmait que l'aliéné est un homme qui se trompe, car où serait alors la différence avec un homme sain d'esprit dans l'erreur?

Le délire de l'aliéné et l'erreur de l'homme

sain d'esprit sont deux choses bien distinctes. Un homme raisonnable qui se trompe peut toujours, moyennant preuves suffisantes, être ramené à la réalité et convaincu par l'évidence... l'aliéné jamais. L'erreur de l'homme sain d'esprit est simplement dans son jugement, qu'il a toujours la liberté de rectifier; l'erreur de l'aliéné est dans ses cellules cérébrales, expression d'une sensation organique mille fois plus forte que tous les raisonnements, et la preuve palpable, matérielle, qu'il se trompe, n'a aucune valeur à ses yeux.

Une dame, d'ailleurs très calme et se conduisant avec toutes les apparences de la raison, poussait des cris déchirants chaque fois qu'une voiture passait devant la maison... Elle croyait que son bras droit était si long que, ne trouvant pas place dans l'appartement, il s'étendait au travers de la rue! On avait beau lui représenter toute l'insanité de cette idée, « ce que vous dites est fort bien, répondait-elle mais vous ne pouvez pourtant pas nier une chose *que je sens.* »

Un lycanthrope, un de ces hommes qui, au moyen âge, se croyant changés en loups, erraient dans les forêts comme des bêtes sauvages, répondit à ceux qui lui objectaient qu'il ne pouvait être un animal, puisqu'il n'avait pas de poils : « C'est qu'ils croissent en dedans ! »

La thèse de Leuret n'est donc pas admissible.

CHAPITRE V

LA FOLIE EST UNE MALADIE DU CERVEAU

La folie n'est ni une maladie de l'âme, suite de péché, ni une passion poussée à l'excès, ni enfin une erreur de l'esprit. Qu'est-elle donc ?

Le cerveau étant le siège de l'intelligence et de la raison, il était, *a priori* déjà, plausible d'admettre qu'il est aussi le siège de la folie. Ses manifestations normales sont la pensée saine; ses manifestations maladives, les troubles de l'esprit. Or, le bon sens se refuse à admettre que des symptômes maladifs proviennent d'un organe sain. On est donc en droit d'affirmer, et les médecins sont unanimes sur ce point, — cela leur arrive si rarement, qu'il est bon de le noter, — que la folie est due à une altération organique, c'est-à-dire matérielle, du cerveau.

Cette proposition a la valeur d'un axiome; étudions-la dans ses points principaux.

Certaines maladies du cerveau sont constamment accompagnées de troubles intellectuels : délire, perte de connaisssance, etc.; ainsi la méningite — fièvre cérébrale — l'apoplexie; sans aller si loin, il suffit de l'ébranlement causé par un violent coup sur la tête pour vous priver de tout sentiment. Il est donc certain que l'intégrité des facultés mentales dépend de l'intégrité de l'organe dans lequel elles résident.

Les lésions qui produisent la folie sont presque toujours diffuses, généralisées, occupant de grandes étendues et siégeant de préférence dans les parties périphériques du cerveau, substance grise et méninges ou enveloppes de l'organe. Elles consistent surtout en résidus d'inflammation chronique, avec destruction des éléments nerveux et des vaisseaux sanguins. Lorsqu'elles existent à ce degré-là, les troubles psychiques ne font jamais défaut.

Allons maintenant plus loin et constatons que dans de certains cas on ne découvre aucune altération cérébrale chez des individus morts aliénés, tandis que dans d'autres on en a trouvé, de très graves, chez des gens qui n'avaient jamais présenté le moindre trouble mental.

Ces deux ordres de faits, qui paraissent à première vue renverser complétement la doctrine somatique, et dont les partisans de l'école spiritualiste n'ont pas manqué de se faire une arme, ne prouvent cependant rien. Voyons d'abord le premier.

Folie sans altération organique. — Dans certains cas de folie manifeste, l'autopsie n'a révélé aucune lésion cérébrale appréciable, cela est vrai ; mais je dis «appréciable» à dessein, car cette lésion peut fort bien exister sans que nos moyens actuels d'investigation soient suffisants pour la découvrir. L'anatomie et la physiologie du cerveau, quoique ayant fait des progrès immenses depuis vingt à trente ans, sont encore quasi dans l'enfance en présence d'un organe d'une structure aussi compliquée. Des lésions qui se meuvent dans les limites de l'infiniment petit — certaines fibres nerveuses ont un diamètre de 0,0006 — peuvent donc fort bien nous échapper.

Ces lésions ne sont d'ailleurs pas nécessairement anatomiques, c'est-à-dire altérant la structure même des éléments constitutifs de la substance cérébrale ; elles peuvent tout aussi bien consister en troubles de circulation ou d'innervation, qui, disparaissant avec la vie, ne laissent aucune trace visible pour l'anatomiste. Bien des maladies ordinaires sont dans ce cas ; de quelles lésions dépendent les névralgies, certaines formes d'asthme, l'épilepsie ? Le plus souvent, nul ne pourrait le dire. Tout ce qu'on sait, c'est que très probablement ces affections proviennent de désordres du système nerveux.

La chimie du cerveau enfin, est très peu connue, et il est probable qu'elle joue un rôle important dans les fonctions de cet organe si délicat. On l'a souvent comparé à une pile électrique ; poursuivons la comparaison et supposons une pile dans laquelle on aurait, par inadvertance, mis de l'eau claire au lieu d'eau acidulée ; aucun courant ne se produira, et cependant la pile est chargée, les fils bien isolés, les contacts parfaits, de sorte que s'il n'est pas procédé à l'examen chimique du liquide, l'inactivité de l'appareil paraîtra inexplicable. Or, la chimie actuelle ne connaît aucun moyen d'analyser isolément les divers éléments du cerveau, fibres, cellules, noyaux.

En résumé, le fait qu'un cerveau ne présente aucune lésion apparente ne permet pas de conclure à la santé d'esprit de son défunt propriétaire, ni, en généralisant la conclusion, que la folie n'est pas une maladie de cet organe.

Cerveau malade et santé d'esprit. — Inversement, il arrive quelquefois de trouver à l'autopsie de gens morts d'une maladie quelconque, des lésions cérébrales qui n'avaient occasionné aucune perturbation psychique; mais qu'est-ce que cela prouve? Simplement que toutes les altérations cérébrales ne troublent pas l'intelligence.

Ce fait d'un organe malade, sans symptômes extérieurs appréciables, n'a rien d'extraordinaire et se rencontre tous les jours. Le poumon, le foie, l'estomac, les reins, pour n'en citer que quelques-uns, peuvent être le siège de lésions qui ne se trahissent par aucune altération fonctionnelle; l'organe n'étant pas atteint dans sa totalité, les parties restées saines suppléent celles qui sont avariées. Pour le cerveau en particulier, il faut remarquer que les lésions qui ne donnent pas lieu à un trouble mental sont circonscrites, limitées à un espace restreint, comme une tumeur, une balle oubliée, un foyer hémorrhagique. Ce sont les lésions dites en foyer, et lorsqu'elles n'affectent pas l'intelligence, il faut admettre, soit qu'elles n'ont pas attaqué les régions où celle-ci siége plus spécialement, soit qu'un développement très lent a permis aux parties adjacentes de s'habituer peu à peu à leur rôle de suppléantes.

Les troubles fonctionnels causés par ces altérations localisées, troubles qui, eux, ne font presque jamais défaut, sont de nature essentiellement physique; ce sont des paralysies, des contractures des membres, des lésions de la sensibilité.

Enfin, notons que les troubles de l'intelligence, pris dans leur grand ensemble, sont de nature tellement variée et parfois si subtils, qu'ils peuvent fort bien n'avoir pas attiré l'attention de la famille. Elle affirmera, pour commencer, que le défunt jouissait de toutes ses facultés, tandis que, si l'on serre la question de plus près, elle finira par reconnaitre qu'il était devenu sombre, irritable, qu'il avait des défaillances de mémoire, des moments de dépression, etc.

En résumé, une maladie organique du cerveau ne produisant pas de troubles intellectuels, ne prouve pas que la folie soit indépendante de cet organe.

On est donc contraint d'admettre que la folie est toujours liée à une altération matérielle du cerveau; mais là s'arrêtent nos connaissances, et bien des points obscurs sont encore à mettre en lumière; les savants de l'avenir ont ici un riche champ à exploiter.

Notons seulement, avant de terminer ce chapitre, qu'il est impossible de dire, par la seule inspection du cerveau d'un individu, quel était son état intellectuel; dans certains cas il pourra y avoir des probabilités, mais jamais — à part peut être le ramollissement et la démence sénile — de certitude. Cette question s'est posée dans un procès jugé récemment à Neuchâtel. Un homme qui avait contracté une assurance sur la vie s'était suicidé, et la compagnie refusa naturellement de payer la prime. Les héritiers prétendirent alors que le défunt était mélancolique, partant irresponsable; que sa mort étant le résultat d'une affection cérébrale, la compagnie était tenue de payer tout comme s'il avait succombé à une maladie ordinaire. Les médecins appelés comme experts furent divisés, — cela leur arrive quelquefois — ceux qui avaient procédé à l'autopsie crurent trouver des lésions cérébrales permettant de conclure à l'existence d'un trouble mental; d'autres, en contre-expertise, prouvèrent que ces lésions ne prouvaient rien du tout. Les tribunaux donnèrent raison à ces derniers, et la compagnie obtint gain de cause.

Folies secondaires ou sympathiques. — Disons maintenant que certains troubles intellectuels ont leur point de départ dans des organes autres que le cerveau. Ce sont les folies indirectes, sympathiques, que même les spiritualistes comme Ideler sont contraints d'admettre, mais cela ne saurait infirmer en rien la proposition que le cerveau est le siège unique de l'intelligence et de la folie, car ces altérations périphériques de l'estomac, du foie, du cœur, agissent en modifiant les conditions normales d'innervation et de circulation dans l'organe de la pensée. « Toujours, disait le D' Morel, de Rouen, le cerveau est le siège de *la maladie*, mais il n'est pas toujours le siège de *la cause* ».

Ainsi certaines maladies infectieuses, en particulier le typhus, la petite vérole, la fièvre intermittente, peuvent occasionner de véritables troubles psychiques. Les affections des viscères contenus dans l'abdomen, produisent également parfois les mêmes effets, mais les unes et les autres jouent simplement le rôle de causes, et personne ne voudra prétendre que le cerveau soit étranger à l'affaire.

CHAPITRE VI

LES CAUSES

«Oh! que ne puis-je, instruit des principes des choses
Connaître les effets, approfondir les causes»

s'écriait Delille, et trop souvent cet aveu d'impuissance monte aux lèvres du médecin dans sa recherche des sources cachées des phénomènes morbides qu'il est appelé à combattre.

La connaissance des causes des maladies en général a fait dans ces dernières années de grands progrès par la découverte de ces organismes infiniment petits, qui, sous le nom de bacilles et microbes, fourmillent dans le corps d'individus atteints des affections les plus diverses. Néanmoins, il reste encore dans ce domaine beaucoup de progrès à faire, de questions à résoudre, de points obscurs à élucider.

Les merveilleuses acquisitions modernes de la chimie, de la physique et de l'histoire na-

turelle de ces infiniments petits, ont amené
le diagnostic et l'explication des symptômes
à un degré de précision qu'on n'aurait pas
même osé rêver il y a cinquante ans à peine ;
mais la connaissance de la cause première,
le pourquoi du début, nous échappe encore
presque toujours.

Je m'explique... Plusieurs personnes sont
soumises en même temps à la même cause de
maladie, ainsi à un violent refroidissement ;
l'une d'elles y gagne une fluxion de poitrine ou
un rhumatisme inflammatoire ; les autres n'en
éprouvent pas le plus léger malaise. Il semble
évident que le refroidissement est la cause de
la maladie, et cependant nous ignorons comment il agit, car le malade aura peut-être,
dans de précédentes occasions, subi un refroidissement tout aussi intense sans en être
incommodé, et, d'autre part, les personnes
qui, cette fois-ci, ont été exposées aux mêmes influences que lui, n'en sont pas moins
restées en bonne santé. Pourquoi cela ?

On le voit donc ; alors même qu'une cause
nous semble parfaitement bien connue en
elle-même, nous restons incapables de dire
comment et pourquoi elle agit, et l'on est
obligé d'admettre, outre la cause primitive

proprement dite, l'existence de facteurs divers, d'importance plus ou moins notable, dont l'entrée en jeu est nécessaire à la production de l'effet.

La parabole du semeur est vraie en médecine aussi. Il ne suffit pas pour produire une maladie que la semence soit jetée, que la cause agisse, il faut encore qu'elle trouve un terrain préparé à la recevoir, sinon l'organisme la repoussera comme le sol pierreux se refuse à laisser germer le grain qui y est tombé. Ce fait explique les différences d'effets produits par la même cause sur les différents individus, et l'on appelle prédisposition cet état particulier de notre corps qui le rend apte à subir les effets de la cause primitive.

Cette *prédisposition* est elle-même le résultat de causes très diverses, de facteurs fort compliqués; l'hérédité, le tempérament, le genre de vie habituel, le milieu physique et moral jouent ici un rôle considérable.

Il convient donc tout d'abord de distinguer deux grands ordres de causes: les causes prédisposantes et les causes occasionnelles ou déterminantes, et il importe de faire, dans chaque cas spécial, la part de chacune, ce qui n'est point toujours aussi facile qu'on pourrait le penser. Les causes sont souvent multiples, vouloir alors les débrouiller, est s'exposer à bien des mécomptes.

Conclusion : Ne pas dire sans réflexion, en parlant de son voisin : « C'est ceci qui l'a rendu malade, ou cela ». Ce sont là jugements téméraires au premier chef.

Ce qui précède s'applique à toutes les maladies physiques ou mentales, mais on comprend que si les causes des premières sont souvent obscures, celles des secondes, se mouvant en partie dans le domaine des choses abstraites, le seront bien davantage encore.

Dans un certain nombre d'affections physiques ordinaires, la cause se trahit par la nature même des symptômes; ainsi la contagion dans la scarlatine, la rougeole ou la petite vérole; une blessure dans le tétanos; mais dans les maladies mentales cela est bien différent. Si, en effet, on excepte les états de délire dus à l'intoxication par de certaines substances, comme la belladone, l'alcool, qui ont leurs caractères tout spéciaux, et ne sont d'ailleurs pas des maladies mentales proprement dites, il est en psychiâtrie impossible de dire : tel symptôme, telle cause.

C'est que la même cause ne produit pas toujours les mêmes effets, soit la même forme d'aliénation. Deux hommes éprouveront le même chagrin; l'un deviendra mélancolique : folie triste, — l'autre maniaque : folie agitée. Deux femmes sont également pauvres de sang — notre siècle est le siècle de l'anémie — l'une ne cessera de rire et de chanter, l'autre restera immobile comme une statue. Ceci n'a rien d'étonnant après ce qui vient d'être dit de la prédisposition; le même soleil qui blanchit la toile brunit la peau.

Une autre source de difficultés dans l'appréciation des causes de la folie est que très souvent, peut-être même le plus souvent, ces causes sont multiples, et il est dès lors impossible de dire la part de chacune dans le résultat définitif. Voici un exemple pris dans la vie de tous les jours : Un homme a des chagrins; pour les oublier, il recourt à la boisson et perd la tête. Quelle est la cause de la maladie? Chagrin ou boisson?

Les parents d'un malade induisent parfois le médecin en erreur en indiquant comme cause les premières manifestations de la maladie. Ainsi, un négociant se lance tout à coup dans de grandes entreprises, fait des spéculations qui le ruinent et lui font perdre l'esprit avec la fortune. Vite on accuse ces spéculations et ces revers, et très souvent on se trompe tout à fait. Le mal existait à l'état latent, le cerveau était déjà pris, mais rien n'en paraissait encore au dehors, et ces entreprises hasardées étaient précisément les premiers symptômes maladifs. Le ramollissement cérébral entre autres, comme on le verra plus loin, commence très souvent ainsi.

Il importe donc de ne pas confondre les symptômes avec les causes.

Une autre source d'ignorance des causes d'une affection mentale est que dans le plus grand nombre des cas, le malade lui-même ne peut fournir aucun renseignement utile. Quant aux parents, ils donnent d'ordinaire aux médecins des renseignements qui laissent fort à désirer. Tantôt ils ne savent rien, tantôt ils savent bien mais font comme s'ils ne savaient pas; parfois ils accusent une cause qui n'existe que dans leur imagination, ou bien, on vient de le voir, ils prennent un symptôme pour la cause.

Enfin, fréquemment la cause d'un trouble mental reste introuvable parce qu'elle n'existe pas. Entendons-nous : elle existe certainement toujours, puisqu'il n'y a pas d'effet sans cause, mais elle n'est pas palpable, évidente. La maladie n'est souvent en effet que le développement insidieux et fatal d'un germe morbide que le malade porte depuis sa naissance; il est frappé uniquement parce que son père ou son grand-père l'ont été avant lui; nous sommes bien plus certains d'hériter de nos parents leurs maladies que leur fortune. D'autres fois, sans qu'il existe d'hérédité proprement dite, l'individu est, dès son âge le plus tendre, et par suite de circonstances accidentelles souvent inconnues, frappé d'une tare qui, en mettant obstacle au libre développement du cerveau, fera de lui un incomplet incapable de supporter sans naufrage la houle de la vie.

Ces cas dans lesquels on ne constate pas de cause bien déterminée sont, je me hâte de le dire, de beaucoup les plus fréquents, et très ordinairement, le médecin réduit à des conjectures ne parvient à se former une opinion qu'après avoir étudié longtemps son malade et fait plus intime connaissance avec la famille. Ainsi seulement une foule d'éléments d'appréciation qui lui échappaient au premier abord font peu à peu la lumière dans son esprit.

C'est donc, on le voit, une grande erreur lorsque quelqu'un est frappé de folie de l'attribuer sans plus de réflexion à telle ou telle cause qui n'existe que dans l'imagination de son inventeur. Une jeune fille tombe-t-elle malade : chagrins d'amour; un jeune homme : inconduite; une mère de famille : malheurs domestiques ! C'est stéréotypé. Et qu'en savez-vous ? Pourquoi jeter ainsi en pâture à la curiosité malsaine des gens une affirmation que vous seriez bien embarrassé de soutenir. Et puis un peu de charité ! Ne rendez pas l'épreuve plus lourde encore par des regards inquisiteurs et des propos inconsidérés.

Passons maintenant des généralités à l'étude des causes elles-mêmes. Je ne puis les énumérer toutes et je me bornerai à indiquer les plus importantes en les divisant en causes prédisposantes, et en causes occasionnelles ou déterminantes.

A. CAUSES PRÉDISPOSANTES.

Civilisation. — A tout seigneur tout honneur; commençons par la civilisation, car il est malheureusement hors de doute que plus un pays est avancé dans la voie du progrès moderne et plus les cas de maladies mentales y deviennent nombreux. On compte actuellement : dans les villes, environ un aliéné sur deux cents âmes de population, et en général : un sur quatre à cinq cents.

Cela n'est point étonnant; la vie actuelle est une fièvre, une lutte continue, un surmenage permanent du cerveau. On ne marche plus, on court, on se précipite à la peine comme au plaisir; on demande à son système nerveux plus qu'il ne peut donner, on lui impose un travail au-dessus de ses forces. Notre siècle est le siècle du nervosisme, et de toutes parts s'élèvent des asiles d'aliénés qui bientôt encombrés ne tardent pas à devenir insuffisants.

Sauf la maison cantonale des aliénés de Genève, il n'existait en Suisse, il y a quarante ans, aucun asile digne de ce nom ; maintenant on compte indépendamment des asiles privés, treize hospices cantonaux habités par près de 4,000 malades et qui sont loin de satisfaire à tous les besoins. En Europe il y a actuellement 500,000 aliénés, la population d'un pays! A Paris le nombre des admissions dans les asiles publics ou privés était de

3,084 en 1872; en 1885 ce chiffre montait à 4,186 [1].

Il y a cependant lieu de faire des réserves, car cette énorme augmentation ne correspond pas exactement à la réalité, mais repose, pour une partie difficile à préciser, sur de simples apparences. De nos jours les statistiques beaucoup mieux faites découvrent une quantité d'aliénés qui précédemment leur auraient échappé. Il y a quarante ans on n'envisageait comme malades d'esprit que les individus tout à fait hors de sens, le « fou » proprement dit, le furieux, le dément, le maniaque excentrique, tandis qu'aujourd'hui les aliénistes réclament comme ressortissant à leur science tous les états de troubles mentaux, si légers ou si peu apparents qu'ils soient, ainsi les faibles d'esprit, les simples mélancoliques, les dégénérés.

[1] Dans son rapport annuel au gouvernement des Etats-Unis, le Dr Bryce constate que la folie a été en augmentant chez les nègres depuis leur émancipation. En 1850 la statistique générale de tous les aliénés ne comprenait que 638 nègres. En 1860 leur nombre était de 766, c'est-à-dire un pour 5,700, comparativement au chiffre total de la population de couleur. En 1870 la proportion est de un pour 2,606 et en 1880 l'on trouve un aliéné pour 1,096. Si cette augmentation continue on peut s'attendre à avoir en 1890 la même proportion d'aliénés pour les blancs et les noirs, qui est en moyenne de une pour 500 habitants. *Annales méd. psychol. Mai 1885.*

Enfin dans tous les pays créant de bons asiles, lorsque les familles se sont convaincues que leurs malades y seront beaucoup mieux soignés qu'à domicile, elles les y conduisent. Des malheureux que l'on tenait cachés à tous les regards, soignés tant bien que mal, et plutôt mal que bien surgissent de partout.

C'est là un beau résultat des progrès que la science, après tant de siècles de barbarie, a réussi à réaliser dans la manière d'envisager les troubles de l'esprit. Un aliéné n'étant plus une bête curieuse, mais un malade, les familles répugnent moins à l'avouer et à le produire au grand jour.

Une autre cause d'augmentation du nombre des aliénés est que grâce aux bons soins qu'ils reçoivent dans les asiles modernes beaucoup d'incurables vivent bien plus longtemps qu'à l'époque où mal soignés et mal nourris, la mort ne tardait pas à mettre fin à leur existence. Cette circonstance contribue pour une large part à l'encombrement des asiles.

Un facteur puissant de la dégénérescence nerveuse des races modernes est l'alcoolisme. Nous y reviendrons plus loin.

Si la civilisation dans son ensemble exerce

une influence marquée sur la fréquence des troubles de l'esprit, il est singulier de constater que les grandes calamités publiques, les guerres, les mouvements politiques sont loin de produire le même effet. Pendant le siège de Paris de 1870 à 1871 il y eut dans les asiles du département de la Seine moins d'admissions que d'ordinaire. On n'avait en quelque sorte pas le temps d'être malade ; en outre les angoisses et l'excitation du moment constituaient un puissant dérivatif. Après la paix, en revanche, les cas d'aliénation devinrent de nouveau plus fréquents. Plusieurs des chefs de la commune étaient de véritables aliénés ; d'autres le sont devenus plus tard. D'une manière générale on a fait la remarque que les personnages qui jouent un rôle marquant dans les révolutions et les commotions politiques finissent assez fréquemment par la folie. Leur système nerveux a-t-il été trop surexcité, ou les secousses sociales seraient-elles un champ d'action bienvenu pour des cerveaux excentriques et exaltés ?

Après la guerre franco-allemande un aliéniste d'outre-Rhin, dans une brochure sur « la dégénérescence intellectuelle du peuple français » chercha à démontrer que cette nation tout entière était atteinte de la folie paralytique - ramollissement cérébral, — mais cette boutade déplacée d'un chauvinisme exagéré souleva, même parmi les médecins allemands, d'unanimes protestations.

Sexe. — Les statisticiens se sont souvent demandé lequel des deux sexes qui se disputent le pouvoir sur cette pauvre terre, fournit le plus de victimes à l'aliénation mentale; mais malgré des colonnes d'additions à faire frémir les plus braves, ils ne sont pas encore arrivés à une réponse tout à fait satisfaisante.

L'homme est, par le fait de sa situation dans la société, de la part active qu'il prend aux luttes de la vie, de sa responsabilité et de ses devoirs de chef de la famille, appelé à une plus grande dépense d'activité cérébrale. Il est aussi plus exposé aux excès de toute nature.

La femme, en revanche, a contre elle, outre les conditions spéciales de son organisation et les soins de la maternité, un système nerveux plus délicat. Elle se dépense moins au dehors, mais avec sa grande sensibilité souffre davantage des petites misères de tous les jours. Pour beaucoup de femmes non ma-

riées l'existence est précaire, soumise à mille
causes de bouleversement. Sans soutien dans
une foule de situations délicates et difficiles,
les célibataires — et elles sont nombreuses,
— offrent une proie facile à tous les facteurs
d'ébranlement nerveux.

Certaines formes d'aliénation, le ramollissement cérébral entre autres, ont une prédi-
lection marquée pour le sexe masculin ;
d'autres, celles par exemple qui se combinent
avec les grandes névroses, l'hystérie, la chorée,
atteignent de préférence la femme. Les premières tuent dans un temps relativement
court ; dans les secondes la malade peut parvenir à un âge très avancé. C'est ce qui explique
le nombre plus grand des incurables femmes
qu'on rencontre d'ordinaire dans les asiles.

En somme, les troubles de l'esprit paraissent être un peu plus communs chez l'homme
que chez la femme, mais la différence n'est
pas très considérable. Sur 49,267 malades admis dans les asiles de Paris de 1872 à 1885,
il y avait 27,270 hommes et 21,997 femmes.

Age. — Aucun âge n'est, hélas, à l'abri des
perturbations intellectuelles. J'ai vu une fil-
lette de moins de cinq ans avoir des halluci-

nations et délirer comme un adulte. Des auteurs ont cité des cas de folie chez des enfants plus jeunes encore, et l'on a vu des bambins de quatre à cinq ans se suicider de propos délibéré !

Ce sont là, cependant, des cas fort exceptionnels, et la folie est très rare dans la première enfance. Cela n'est point étonnant. « Là où il n'y a rien, le roi lui-même perd ses droits », dit le proverbe, et il n'y a rien, ou presque rien dans le cerveau des très jeunes enfants. Pour perdre la raison, il faut au préalable la posséder, et à cet âge l'activité psychique est encore assez peu de chose. Même plus tard, lorsque le jeu de l'intelligence prend de l'ampleur, lorsque l'horizon s'agrandit, les enfants ne sont pas atteints par les causes de troubles qui agissent si puissamment sur l'adulte. L'ère de l'aliénation mentale proprement dite ne commence guère qu'à partir de la quinzième année, un peu plus tôt ou un peu plus tard suivant les individus.

Cette époque du passage de l'enfance à la jeunesse est pour beaucoup un véritable cap des tempêtes, aussi dès cet âge les affections du système nerveux en général deviennent-elles plus fréquentes. C'est l'âge aussi où les incomplets, ceux qui n'ont pas reçu de leurs parents leur légitime intellectuelle, commencent à se montrer sous leur vrai jour. Aussi longtemps, en effet, qu'ils étaient enfants, les défectuosités de leur organisation cérébrale, noyées dans l'ensemble rudimentaire de l'intelligence, n'apparaissaient pas encore visibles et saillantes.

Mais plus tard, lorsque l'adolescent doit faire acte de volonté propre, d'indépendance intellectuelle, lorsque la vie sérieuse des études et de la préparation à sa vocation future fait appel à toutes ses ressources cérébrales, leurs lacunes, voilées jusque-là, deviennent chaque jour plus évidentes. Aussi longtemps que ce cap des tempêtes n'est pas franchi, il est difficile de dire avec certitude ce qu'un enfant deviendra. Tel qui semblait très bien doué fait un lamentable naufrage ; tel autre qui, plus retardé, donnait moins d'espérances, s'élance avec une force et une sûreté dont on ne l'eût jamais cru capable.

L'âge mûr est celui qui fournit le plus grand nombre de cas de folie. C'est l'âge des luttes, des soucis, l'âge où l'activité cérébrale est poussée à son maximum d'intensité, où l'individu, arrivé à son complet épanouissement, donne en force, en talents et en travail, tout ce qu'il peut donner. Mais c'est l'âge aussi où les germes morbides qui sommeillaient se développent, l'âge où dans un arbre parmi les branches saines couvertes de fruits s'en montrent d'étiolées, branches anémiques rongées par le ver, couvertes d'excroissances de mauvais aspect ; et ce sont ces branches là qui font périr la plante.

L'homme devient le plus fréquemment malade de trente-cinq à cinquante ans ; la femme de vingt-cinq à quarante. Pour elle, le grand combat de l'existence commence de bonne heure, et c'est aussi la période de la vie dans laquelle les facteurs de maladie qui lui sont spéciaux jouent le rôle le plus considérable.

L'âge mûr est en somme donc ce qu'en balistique on appelle « l'espace dangereux », c'est-à-dire l'espace dans lequel le projectile déploie tout son effet utile. Lorsqu'on l'a franchi sans encombre, on n'est pas encore définitivement à l'abri de tout danger, sans doute, mais les chances d'arriver sain et sauf ont beaucoup augmenté.

Plusieurs formes d'aliénation spéciales à la jeunesse et à l'âge mûr, n'atteignent plus, — compensation de la vieillesse, — l'homme de soixante ans, et depuis cinquante ans déjà le nombre des cas de maladie diminue beaucoup.

A soixante ans commence d'ordinaire, très lente, presque inappréciable, l'évolution sénile du cerveau. Les fonctions physiques et intellectuelles perdent de leur vivacité, la sensibilité s'émousse, la mémoire se fait paresseuse. A ce moment, les grandes luttes de la vie sont passées, l'existence est de toutes façons plus calme, et les mauvais germes qui auraient pu exister dans l'organisme ne sont point éclos. Tout cela constitue un terrain peu favorable au développement de troubles de l'esprit.

Cette immunité toutefois n'est pas absolue; des troubles semblables de tous points à ceux de l'âge adulte, par exemple de véritables accès de mélancolie, peuvent encore se montrer chez les vieillards. Mais c'est néanmoins là une exception, et ceux qu'on observe portent d'ordinaire le cachet de l'affaiblissement et de la sénilité — atrophie cérébrale.

Profession. — Il est bien difficile de dire si certaines professions prédisposent davantage que d'autres aux maladies mentales, et ici encore la statistique ne fournit pas de données tout à fait satisfaisantes.

A priori on serait tenté d'admettre que les hommes qui travaillent beaucoup du cerveau et sont, par conséquent, enclins à le surmener, sont plus exposés aux affections de cet organe. Rien n'est cependant moins certain. Sans doute, on voit assez fréquemment les hommes vivant surtout par l'intelligence, les artistes, les poètes, les inventeurs, devenir malades d'esprit; mais le génie et la folie se coudoient parfois étrangement dans l'esprit humain. — Le Dr Moreau appelait le génie une névrose, et le dicton latin dit : *Nullum ingenium sine mixtura dementiæ*. — Ce n'est donc souvent pas tant parce qu'un homme a suivi une vocation artistique qu'il est devenu malade, que parce qu'une activité psychique native intense, et peut-être déjà mal équilibrée, l'a poussé dans cette vocation où les luttes, la tension d'esprit, les froissements d'amour-propre et les soucis matériels malmènent le cerveau plus que dans toute autre. Il y avait prédisposition.

Pourquoi un cerveau parfaitement sain et entraîné peu à peu par l'exercice, serait-il si facilement troublé par un travail même intense? Voyez, pour ne parler que des vivants, Chevreul, Gladstone, Bismarck, Moltke. Les philosophes deviennent très vieux, et si tous les artistes et tous les poètes avaient vingt mille francs de rentes, on en verrait beaucoup moins finir dans les asiles.

Ceci dit, il est évident que les jeunes gens prédisposés, ceux qui sont marqués d'une tare héréditaire, et dont le système nerveux présente des symptômes suspects, doivent choisir la vocation qui malmènera le moins leur cerveau. Ce point est trop souvent négligé. Chose étrange! Tous les parents comprennent qu'un jeune homme dont la poitrine est faible ne doit pas jouer du cor de chasse, qu'un autre qui a les yeux délicats ferait une folie d'apprendre la gravure, mais lorsqu'il s'agit du cerveau, personne n'y songe.

Bien des gens s'imaginent que les campagnards, les personnes qui vivent beaucoup au grand air et travaillent des bras plus que de la tête, ne sont presque jamais atteints de folie. C'est une erreur; la lutte pour l'existence est la même pour tous, et les germes héréditaires se transmettent aux enfants à la campagne comme à la ville.

Les professions qui, par leur nature même,

entraînent facilement aux excès de boisson,
fournissent un très fort contingent de folies
alcooliques.

Dans la Suisse française, les nombreuses
jeunes filles qui vont à l'étranger comme ins-
titutrices ou bonnes, gagner un pain trop souvent amer, en reviennent très fréquemment
malades. Le mal du pays, les difficultés d'une
position fausse entre les maîtres et les domestiques, parfois des humiliations, des excès de
fatigue, l'isolement, de mauvais traitements
même ou des sollicitations dangereuses conduisent dans beaucoup de cas à un lamentable naufrage du corps et de l'esprit.

Cette vocation d'institutrice ou de bonne à
l'étranger est peut-être la seule qui constitue
par elle-même, et en dehors de tout autre facteur, une cause directe de folie.

Hérédité. — L'hérédité est une cause très
fréquente des maladies mentales; c'est même
de beaucoup la plus fréquente, mais lorsqu'il
s'agit de fixer une proportion, les chiffres varient fort. On a parlé, au maximum, du 90 %
et même un auteur tout récent, qui s'est oc-
cupé spécialement de l'hérédité dans les maladies nerveuses, le docteur Dejerine, à Paris,

affirme qu'il n'y a pas de cas de folie sans hérédité, autrement dit, qu'un individu dont la famille est absolument indemne sous le rapport cérébral, ne deviendra jamais aliéné.

Cette assertion est peut-être exagérée, et cependant plus on avance dans la pratique, plus l'expérience de tous les jours montre, qu'en effet, les cas dans lesquels il n'existe aucune hérédité, sont la grande exception. Dans combien de familles, du reste, n'y a-t-il jamais eu d'aliénés, de maladies nerveuses, d'alcoolisés ? Dans bien peu, et en cherchant avec soin, il est rare qu'on ne finisse pas par trouver quelque chose.

Il faut, bien entendu, faire ici abstraction des cas dus à des causes accidentelles évidentes ; ainsi une insolation, une blessure du crâne, une fièvre typhoïde.

Krafft-Ebing donne le tableau suivant d'une famille d'aliénés.

Mère saine.   Père aliéné.

une seule fille aliénée.

1. Fille al.	2. Fille s.	3. Fille al.	4. Fille s.	5. Fils al.	6. Fils al.	7. Fils s.	8. Fils s.
1. Fille ?	7 enfants	1. Fils al.	1. Fils ?		1. Fils s.	3 enfants	5 enfants
2. Fille al.	sains.	2. Fille al.	2. Fils ?		2. Fils al.	sains.	sains.
3. Fils al.		3. Fille al.					

Triste tableau en vérité ! et rien ne garantit que quelques-uns de ces enfants portés comme sains le soient restés.

Dernièrement encore j'ai été consulté par un jeune homme qui a sept frères, tous aliénés !

Je me hâte d'ajouter que l'hérédité n'est cependant pas fatale ; on peut parfois y échapper par une éducation bien entendue, par une hygiène physique et morale propre à éloigner les causes occasionnelles. On peut même, dans une certaine mesure, obtenir une régénération par des alliances avec un sang absolument sain ; mais qui y songe ? Un amateur de chevaux qui n'admettra dans ses écuries que des bêtes pur sang, laissera ses enfants contracter les alliances les plus dangereuses ; ce n'est pas le sang qu'on pèse...

La maladie saute quelquefois une génération ; dans ce cas des enfants nés de parents restés sains deviennent aliénés comme l'étaient les grands-parents. C'est l'atavisme.

Enfin, notons que ce ne sont pas seulement les maladies proprement dites du cerveau et du système nerveux en général qui produisent l'aliénation chez les enfants. Tout ce qui tend à débiliter le système nerveux des parents, fatigues extrêmes, excès de tous genres, d'alcool surtout, maladies graves comme le typhus, peut fort bien avoir un écho nevropathique dans leur descendance. Il sera plus loin spécialement parlé de l'hérédité dans l'alcoolisme.

B. CAUSES OCCASIONNELLES OU DÉTERMINANTES

Les causes déterminantes se subdivisent en deux grands groupes : les causes morales et les causes physiques; mais après ce qui a été dit au commencement de ce chapitre, on comprendra qu'il soit parfois difficile de déterminer avec certitude la part des unes et des autres dans chaque cas particulier. Le plus souvent elles se combinent entre elles pour devenir des causes mixtes. Ici, non plus, je ne puis entrer dans de grands détails.

1° *Causes morales.* — Les romanciers et les faiseurs modernes de drames abusent, lorsqu'ils parlent de la folie, de la crédulité du public; les malheureux qu'ils mettent en scène sont des malades de fantaisie, faits « de chic » comme disent les peintres, faux de tous points. Les tableaux vrais de l'aliénation mentale dans la littérature sont rares, mais ce sont des chefs-d'œuvre. Shakespeare a écrit Hamlet, Ophelia, le roi Lear ; l'Ariosto, Roland furieux ; Cervantes, don Quichotte.

Donc, au théâtre ou dans les livres, les femmes, c'est convenu, perdent soudain la raison en trouvant leur mari ou leur fils transpercé d'un grand coup d'épée ; les jeunes demoiselles en découvrant que leur bien-aimé a changé d'idée, et chaque jour dans les faits divers de la presse, le récit d'un accident se termine par cette phrase stéréotypée : « La pauvre femme (ou la pauvre mère) est devenue folle de douleur ». Souvent aussi les héros de romans deviennent fous de joie !

Tout cela est faux ; on ne perd pas l'esprit si facilement, et si fragile que soit notre raison, elle ne s'évanouit cependant pas comme une bulle de savon éclatant au moindre choc. Il est, certes, impossible de nier le fait de folies subites ; tout arrive, et des auteurs sérieux en ont cité des exemples ; mais c'est là une exception si rare qu'on est en droit de l'envisager comme une quantité négligeable. Il est d'ailleurs fort probable que ces cas de véritable trouble mental, éclatant subitement à la suite d'une violente émotion, se produisent chez des individus prédisposés, dont le système nerveux n'attendait qu'une occasion favorable de faire parler de lui.

Les causes morales sont cependant un des plus puissants facteurs de troubles intellectuels, seulement, elles agissent lentement. Les revers de fortune, les ambitions déçues, les soucis et les chagrins de toute nature, les chagrins domestiques surtout, conduisent peu à peu, par les insomnies, par la perte de l'appétit et par les troubles de la nutrition, à l'épuisement cérébral. L'individu reste sain pendant un certain temps encore, mais le ver rongeur fait son œuvre dans la profondeur de la plante, la force de résistance diminue de jour en jour, et un beau matin, à la première occasion, ou même sans occasion du tout, le délire apparaît.

Ce mode d'action lente, mais sûre, des causes morales, est très bien dépeint par Cervantés lorsqu'il parle du développement de la folie de don Quichotte. « Bref, dit-il, notre hidalgo se passionna tellement pour ses lectures d'histoires de chevalerie, qu'il y passait les nuits du soir au matin et les jours du matin au soir, si bien qu'à force de toujours lire et de ne plus dormir, son cerveau se desséche et qu'il finit par perdre l'esprit ». Bien vrai aussi est le tableau que l'Arioste trace de l'effet produit sur le cerveau de Roland par ses chagrins d'amour, ses luttes, ses incertitudes, sa recherche désespérée de l'objet de sa flamme.

A noter également comme très conforme à l'observation médicale, le début de la mélancolie chez Hamlet : « Pour abréger l'histoire, raconte Polonius au roi, le prince, qui s'est vu rebuté, est tombé dans la tristesse, de la tristesse dans le dégoût pour les aliments, du dégoût dans l'insomnie, de l'insomnie dans la dépression, de la dépression dans la faiblesse de tête et enfin, par cette progression, dans ce délire qui le fait extravaguer maintenant et qui nous attriste tous ».

Tel est bien le mode d'action des causes morales, et il est, je pense, inutile d'ajouter qu'elles agissent d'autant plus sûrement qu'elles trouvent un terrain mieux préparé.

Aux causes morales on peut rattacher la *contagion* psychique qui, chez le sexe féminin surtout, joue un rôle assez important dans la production des affections nerveuses. Sans parler des grandes épidémies de folie et de nervosisme que rapporte l'histoire, on a de fréquents exemples de la facilité avec laquelle de simples crises nerveuses se transmettent d'une jeune fille à une autre. Une malade de l'hôpital de Harlem ayant été prise de convulsions, d'autres ne tardèrent pas à l'imiter; c'était à qui ferait les sauts et les contorsions les plus étranges. L'épidémie menaçant d'envahir toute la chambrée, Boerhaave fit placer au milieu de la salle un réchaud dans lequel rougissaient des fers, déclarant qu'il cautériserait la première dont les nerfs se mettraient à bouger. Toute convulsion cessa comme par enchantement.

Le suicide lui-même peut devenir contagieux. En France, sous le premier empire, un soldat se suicide dans une guérite; plusieurs autres imitent son exemple: on brûle la guérite et les suicides cessent. Aux Invalides, un pensionnaire se pend à une porte; dans l'espace de quinze jours douze de ses camarades s'y pendent successivement; on mure la porte et aucun suicide ne se produit plus.

On voit parfois un aliéné transmettre à autrui, par la vie en commun, ses idées délirantes; c'est la folie à deux. Le plus souvent, il s'agit de proches parents, et l'on peut dès lors admettre une prédisposition spéciale. On bien c'est une mère affaiblie par l'âge qui finit par ajouter foi aux divagations de sa fille. D'autres fois, deux membres de la même famille tombent malades simultanément. J'ai vu deux sœurs jumelles être atteintes en même temps de mélancolie angoissée.

Il est en somme rare de voir des médecins d'asiles devenir eux-mêmes malades. Un médecin allemand distingué, le Dr Roller, d'Illenau, est mort il y a quelques années dans la plénitude de ses facultés, après avoir vécu cinquante-deux ans avec des aliénés. Le danger de la contagion n'est donc pas si grand pour les gens non prédisposés.

2° *Causes physiques*. — Les causes physiques des maladies de l'esprit sont toutes les affections propres à produire des troubles de circulation et de nutrition dans l'organe de la pensée, spécialement dans ses couches corticales ou périphériques.

Les affections du cerveau lui-même jouent naturellement ici le premier rôle ; ainsi, la méningite laisse le plus souvent de traces ineffaçables. Les foyers apoplectiques et les tumeurs n'atteignent d'ordinaire les facultés intellectuelles que si la perturbation qu'ils produisent s'étend jusqu'à la substance grise.

Les coups et blessures au crâne, intéressant en premier lieu ces mêmes couches corticales, peuvent être suivis de troubles intellectuels éclatant soit bientôt après, soit à longue échéance. Il n'est pas impossible que bien des cas de ramollissement dont la cause reste cachée soient dus à des contusions cérébrales graves remontant parfois fort loin dans le passé.

L'insolation peut provoquer des crises de délire aigu.

Les *grandes névroses*, l'épilepsie, l'hystérie, la chorée ou danse de Saint-Guy restent parfois indemnes de toute complication mentale, mais souvent aussi elles en sont accompagnées à un tel point que celle-ci domine toute la scène.

Ce rejaillissement de l'affection nerveuse sur l'être psychique peut se traduire aussi par l'altération de l'humeur et des sentiments, par des bizarreries, par une susceptibilité et une versatilité extrêmes.

Dans ces dernières années on s'est demandé si les blessures nerveuses périphériques, qui sont si souvent le point de départ du tétanos et parfois de l'épilepsie, ne pourraient pas être aussi la cause de véritables troubles psychiques ? L'irritation que l'extrémité du nerf lésé éprouve dans la cicatrice remonterait au cerveau par voie centripète, troublant ainsi le jeu de la pensée.

Les empoisonnements du sang par des substances délétères sont une cause fréquente de folie. Le cerveau a entre autres une très grande attraction pour l'alcool qui dilate à peu près instantanément ses vaisseaux sanguins et y produit ainsi une congestion dont un simple petit verre d'eau-de-vie nous fournit facilement la preuve. Il n'est donc point étonnant que les abus habituels de boissons spiritueuses troublent si fréquemment l'intelligence, et que dans tous les pays le nombre des cas de folie augmente en proportion de la quantité d'alcool consommé. Cette augmentation est surtout sensible dans les pays qui consomment beaucoup d'eau-de-vie.

« Les excès alcooliques, écrit un des premiers médecins aliénistes de notre époque, sont une des causes les plus importantes de la dégénérescence physique, intellectuelle et morale des nations, comme des individus. »

D'après les données les plus positives de la

science résumées par le Dr Morel, de Rouen, l'alcool agit comme suit dans les familles :

Première génération : Dépravation morale ; excès alcooliques.

Deuxième génération : Ivrognerie habituelle, accès de manie, ramollissement cérébral.

Troisième génération : Hypocondrie, mélancolie, suicides, homicides.

Quatrième génération : Imbécillité, idiotisme, stérilité, extinction de la famille.

Darwin, le grand naturaliste anglais, a constaté également que les familles d'ivrognes s'éteignent à la quatrième génération, et dans aucune autre circonstance peut-être ne se réalise aussi complètement cette menace du second commandement : « Je punirai les péchés des pères sur les enfants jusqu'à la troisième et à la quatrième génération de ceux qui me haïssent.... »

Cette quatrième génération qui s'éteint rentre sans doute dans le grand plan de la nature qui par une sorte de sélection naturelle élimine ainsi les éléments gangrenés et nuisibles au bien-être général ; mais que de larmes pour en arriver là !

Les maladies infectieuses, c'est-à-dire les maladies dans lesquelles on admet une intoxication directe du sang par des éléments étrangers — bacilles — sont fréquemment accompagnées de délire; ainsi la fièvre typhoïde, la petite vérole, la fièvre intermittente, etc. Le délire apparait soit dans la période aiguë de l'affection et marche alors assez exactement avec l'intensité de la fièvre, soit dans la période de convalescence — anémie cérébrale.

Toute une série de substances narcotiques, l'opium, la belladone, le haschich et d'autres encore causent de véritables accès de folie. Un jour deux étudiants s'amusent à fumer du haschich pour en étudier les effets. L'essai réussit au delà de toute espérance... L'un d'eux, pris de délire furieux, se met à démolir le poële en faïence de sa chambre; l'autre, moins gravement atteint, peut encore rentrer chez lui, mais, prenant les rues pour des torrents, traverse toute la ville en faisant avec les bras les mouvements d'un homme qui nage !

Tout ce qui tend à débiliter le corps en appauvrissant le sang et en diminuant la force de résistance du système nerveux peut devenir une cause de trouble mental. Ainsi les maladies chroniques, les hémorrhagies répétées, une alimentation insuffisante, les fatigues et les excès de toute nature. Les affections des organes composant le système digestif peuvent dans de certains cas, par les sensations pénibles qu'elles procurent, disposer à l'hypocondrie et à la mélancolie. L'estomac est la cuisine de l'homme ; or, quand le désordre est à la cuisine, tout va mal dans le ménage et l'humeur s'en ressent.

CHAPITRE VII

SYMPTOMES GÉNÉRAUX

Avant de parler des diverses formes de maladies mentales, il convient de passer en revue leurs principaux symptômes communs et de poser quelques principes généraux.

Et d'abord un point à bien fixer. Le grand public ne connaît guère qu'une espèce de perturbation mentale : la folie proprement dite, et qu'un malade, celui dont on dit : « Il est devenu fou », c'est-à-dire un malade dont le délire est extravagant, le geste insensé, les actes absurdes..., le malade, en un mot, comme on en voit dans le beau tableau de Kaulbach représentant un préau d'asile avec ses habitants.

C'est là une grande erreur ; les manifestations de la folie sont aussi variées que celles de l'intelligence et revêtent une infinité de formes depuis les plus légères aux plus graves.

Comme il y a fagots et fagots, il y a malades et malades, et l'échelle des faillis de la raison est aussi longue que celle de ceux qui sont censés l'avoir conservée. Le mot de folie d'ailleurs, on ne saurait trop le répéter, outre qu'il a quelque chose de pénible et de malsonnant — et il en est de même du mot « fou » que je voudrais pour ma part voir à tout jamais rayé du dictionnaire — le mot de folie, dis-je, ne signifie rien du tout, parce qu'il ne peut s'appliquer qu'à un certain nombre de cas, et n'a aucune valeur générale.

Ainsi une personne est simplement mélancolique; elle n'a ni hallucinations ni conceptions délirantes ; consciente de son état, elle souffre de ce qu'on appelle vulgairement « du noir ». Il est clair que les mots de « fou » ou de « folie » ne seraient pas à leur place, et cependant son cerveau est malade.

Les expressions de « trouble de l'esprit » ou de « maladie mentale » sont donc bien préférables, car renfermant des notions beaucoup plus générales, elles peuvent s'appliquer à toutes les formes, depuis la simple hypocondrie jusqu'au délire le plus violent. Les troubles de l'intelligence ne consistent pas seulement en un délire plus ou moins incohérent, et le

malade d'esprit ne divague pas nécessairement.

Nos facultés mentales se divisent, on l'a
vu plus haut, en trois grands groupes : l'intelligence proprement dite, les sentiments et
la volonté. Chacun de ces groupes, dont la
réunion forme le moi conscient, peut être
malade isolément, et nous aurons alors des
maladies du sentiment, des maladies de l'intelligence et enfin des maladies de la volonté.
Il est sans doute rare de voir ces divers genres
d'affections aussi tranchés dans la pratique ;
le plus souvent ils se combinent entre eux de
mille manières, suivant des proportions très
variables, et fournissent ainsi à l'observation
clinique un grand nombre de formes.

Dans les maladies où l'intelligence surtout
est affectée, le malade divague ; c'est l'aliéné
proprement dit. Le délire est triste ou gai,
calme ou furieux, périodique ou permanent,
extravagant ou logique mais basé sur de fausses prémisses. Je dis « logique » avec inten-
tion, car tout dans le délire n'est pas forcé-
ment absurde ; il peut être relatif, son contenu
n'étant ni impossible ni insensé en soi. Ainsi
un homme prétend avoir des ennemis acharnés à sa perte, ou bien posséder des millions

et des châteaux.... Cela est fort possible et je ne puis contrôler ces assertions qu'en les comparant à d'autres. « Oh ! si l'on pouvait tenir registres des rêves d'un fiévreux, a écrit J.-J. Rousseau, quelles grandes et sublimes choses on verrait sortir quelquefois de son délire ! »

Un jeune malade, d'ailleurs complétement hors de sens, expliquait comme suit la découverte de la pipe et du tabac : « La pipe, disait-il, a été découverte par les Indiens d'Amérique. Pour s'épargner, dans leur vie nomade, la peine d'allumer de nouveau, chaque soir, du feu en frottant deux morceaux de bois l'un contre l'autre, ils transportaient de la braise dans un récipient de terre cuite. Mais la braise tendait à s'éteindre, et pour l'en empêcher ils y jettaient de temps en temps des feuilles ou du bois mort, tout en soufflant dessus au moyen d'un roseau. Un beau jour la feuille brûlée sentit fort bon ; d'une peine, l'entretien du feu devint un plaisir, la pipe était trouvée. »

L'idée est en tout cas jolie, et je la livre aux méditations des historiens.

C'est dans le groupe des troubles de l'intelligence proprement dite qu'il faut ranger les diverses formes de manie, les délires ambitieux et systématisé, comme le délire des persécutions, la folie des grandeurs et richesses, etc.

Les troubles du sentiment seul ne sont pas accompagnés de délire ; ainsi l'hypocondrie, la mélancolie lucide dans laquelle le malade a pleine conscience de son état ; les folies affectives, dans lesquelles le trouble mental se traduit non par des idées fausses mais par la perversion des affections naturelles.

Les troubles de la volonté, prise dans son sens le plus étendu de réaction motrice du moi, se traduisent essentiellement de trois façons différentes : 1° Tendance aux actes impulsifs, actes absurdes, extravagants que l'individu peut reconnaître pour tels, mais auxquels il lui deviendra parfois impossible de résister. 2° Anomalies dans les instincts qui se pervertissent de diverses manières. 3° Simple affaiblissement de la volonté, manque absolu d'énergie et de décision dont le malade peut fort bien avoir conscience, mais qu'il est incapable de surmonter.

Certains aliénés ne délirent que dans leurs actes ; ils parlent raisonnablement, et agissent en insensés. On les retrouvera plus loin.

Serrons maintenant la question de plus près

et constatons que dans les maladies mentales les symptômes ne se manifestent pas à l'aventure. Ils suivent la même marche, ont les mêmes enchaînements de cause à effet, le même jeu, en un mot, que l'esprit à l'état normal; rien n'est livré au hasard, la pensée dérive de la sensation et commande à la volonté.

La Fontaine se trompe donc lorsqu'il dit :

> Le hasard est la cause
> De tout ce qui se passe en un cerveau blessé.

Le point de départ est faux, sans doute, mais après cela l'esprit de l'aliéné fonctionne comme celui de l'homme sain, parce que son cerveau, tout atteint qu'il soit, n'en reste pas moins soumis aux lois ordinaires de la physiologie. Ce qui le prouve c'est que non seulement chaque forme a son genre de délire spécial, mais encore que la manière dont le malade l'exprime, ses gestes, sa tenue, toute sa façon d'être sont à peu de chose près toujours les mêmes.

Ce fait est bien remarquable. Prenons par exemple un mélancolique, un paralysé général — ramollissement du cerveau — un délirant persécuté; les expressions dont ils se

servent pour dépeindre, le premier son angoisse, le second ses grandeurs et ses riches -
ses, le troisième, enfin, les persécutions dont
il se croit la victime, sont identiques dans tous
les cas et dans tous les pays, quels que soient
le rang du malade dans la société, son degré
de développement intellectuel ou sa vocation.
Un chiffonnier délire comme un millionnaire,
un ignorant comme un professeur de méta-
physique.

La forme et l'expression du délire sont donc
stéréotypés dans tous les cas de même nature, comme la fièvre accompagnant une
fluxion de poitrine, et ne changent que dans
quelques variantes fournies par les circonstances extérieures. Un grand nombre de délirants persécutés se croient l'objet d'influences physiques mystérieuses; il y a cinquante
ans, c'était le magnétisme; plus tard ils y
ajoutèrent le télégraphe et les courants électriques; aujourd'hui est venu le téléphone.
Dans la première moitié du siècle, les asiles
étaient peuplés de Napoléons; aujourd'hui,
ce sont des Bismarcks et des empereurs d'Allemagne.

Le langage écrit des malades d'esprit est
également toujours le même, dans les cas de

nature identique. Les expressions ne varient
pas et tous les écrits se ressemblent par la
manière dont les mots sont placés sur le papier, par les ratures, les surcharges, les souli-
gnés, les répétitions, les points suspensifs et
exclamatifs. On peut au simple vu d'une lettre dire à coup sûr quelle est la forme de la
maladie.

Beaucoup d'aliénés inventent des mots,
créent des expressions spéciales pour dépeindre leurs sensations, et ces néologismes présentent, malgré les différences de langues,
des analogies remarquables. D'autres répètent
constamment le même mot ou la même phrase.
Les dessins de quelques-uns sont la photographie de leur délire. Souvent ils représen-
tent des choses sans nom et de forme inconnue, des personnages dont on ne voit qu'une
partie du corps, des animaux fantastiques,
vraies visions d'apocalypse. Une vieille dame
en enfance remplissait des cahiers d'une plante
en pot, toujours la même. Un homme a pendant quarante ans dessiné avec une satisfaction
toujours nouvelle « un arc en ciel au clair de
lune », indescriptible assemblage de cercles
entrecoupés et concentriques comme en montre le délire de la fièvre.

Cette identité presque absolue du délire dans tous les cas appartenant au même groupe de maladie, indique bien que ce délire ne peut avoir qu'une cause organique, car pour que tous les individus atteints, par exemple, de la folie des persécutions se servent dans tous les pays du monde de mots et d'expressions semblables et créés exprès, il faut bien admettre que ces mots et ces expressions correspondent à une altération des mêmes cellules cérébrales. Il ne saurait en être autrement.

Les troubles de l'esprit sont très souvent accompagnés de symptômes physiques semblables de tous points à ceux qu'on observe dans les maladies ordinaires, mais leur énumération détaillée ne rentre pas dans le plan de ce petit volume.

Il suffira donc de les avoir indiqués pour mémoire, et de mentionner spécialement : de la fièvre avec accélération du pouls et élévation de la température, des troubles de circulation et de digestion, des douleurs et des sensations anormales dans diverses parties du corps notamment à la tête et dans les organes abdominaux, des paralysies, des crampes, de l'insomnie, de l'amaigrissement ou au contraire un excès d'embonpoint.

Notons qu'aucun symptôme physique ne permet de conclure, à lui seul, à l'existence d'un trouble mental.

Les *illusions* et les *hallucinations* sont un des symptômes les plus fréquents de la folie. On les appelle aussi troubles sensoriels. Leur différence consiste en ceci que l'illusion a une base objective, extérieure, qui fait défaut à l'hallucination. Prendre, comme don Quichotte, des moulins à vent pour des géants, des hôtelleries pour des châteaux, les maritornes pour des princesses, un plat à barbe pour l'armet de Mambrin, voilà l'illusion.

L'hallucination, au contraire, naît d'emblée dans le cerveau, sans excitation sensorielle préalable ; l'halluciné voit des choses qui n'existent pas, et entend des paroles que personne n'a prononcées. Aussi un auteur français a-t-il pu dire, avec beaucoup d'esprit et de raison, que l'hallucination est à l'illusion ce que la calomnie est à la médisance. L'hallucination est aussi comparable au rêve. La preuve qu'elle naît spontanément dans le cerveau, sans l'intermédiaire des sens, est fournie par le fait que, sous son influence, des aveugles recouvrant pour ainsi dire la vue croient voir réellement une foule de choses que leur imagination seule perçoit. De même des sourds entendent des voix, des sons, de la musique.

Il faudrait des volumes pour faire l'histoire des troubles sensoriels, pour raconter tout ce qu'ils peuvent montrer à un pauvre cerveau détraqué, depuis les faits simples, possibles en soi, jusqu'aux assemblages les plus fantastiques, aux figures insensées, aux choses sans nom. Une jeune demoiselle croit que des personnes malveillantes répandent autour d'elle des odeurs désagréables, qu'on lui sert des mets empoisonnés. On la frappe, on lui tord les bras. Les gens de la maison se montrent à elle avec des têtes de chien, de loup, de rhinocéros. A chaque instant ces figures se métamorphosent, se rapetissent, prennent une expression bizarre. — Un malade voit autour de lui toutes choses transformées ; à chaque instant des abimes sans fond, dans lesquels on va le précipiter, s'ouvrent devant ses pas. Il s'accroche aux personnes qui l'entourent pour les empêcher de tomber dans des précipices semblables à des cratères de volcans. Un autre se croit à la chasse des léopards ; il imite le son de la trompette et des fanfares; il voit les bêtes féroces, les tue et pousse des cris de triomphe.

Shakespeare a, dans *Macbeth* entre autres, tiré des effets saisissants de l'hallucination. « ...Est-ce un poignard que je vois là, la pointe tournée vers ma main? se demande le régicide dans la scène qui précède l'assassinat du roi... Tu m'échappes et cependant je te vois toujours. Fatale vision! n'es-tu pas sensible pour le toucher comme tu l'es pour les yeux? Ou n'es-tu qu'une illusion vaine produite par un cerveau échauffé? Pourtant je te vois, tu es toujours présent à mes regards, et sur ta lame affilée j'aperçois des gouttes de sang que je n'y avais pas vues d'abord... » Également vraie est la scène du banquet où Macbeth voit le spectre de Banco assis à table à sa propre place. Dans la ballade du *Roi des Aulnes*, Gœthe fait aussi intervenir l'hallucination « Père, père, dit l'enfant, n'entends-tu pas ce que le roi des Aulnes me promet tout bas?... Père, ô père! ne vois-tu pas la fille du roi, là-bas dans cet endroit sombre?... Père, ô père! maintenant il me saisit; le roi des Aulnes m'a blessé! »

Les illusions, ai-je dit, sont des sensations

faussement interprétées, et tous les sens peuvent en être atteints. Les aliments n'ont pas leur goût naturel et le malade en conclut qu'on y a mis du poison ; le vent se transforme en voix humaine, le chant des oiseaux en paroles. Les gens paraissent tout petits ou démesurément grands ; leur voix n'est pas naturelle, ils la contrefont. Un vêtement suspendu à une patère est le cadavre d'un pendu. Des sensations nerveuses anormales dans l'estomac ou les intestins sont prises pour des animaux vivants. Un malade est persuadé qu'on a changé son cerveau ; un autre qu'on l'électrise. D'autres s'imaginent qu'on les a transformés, qu'ils sont deux réunis dans le même corps, qu'ils sont devenus des objets inanimés, des animaux, des plantes. Une dame disait : «Je suis la pomme de terre de ma mère » ; une autre, se croyant poule, gloussait sans cesse. Un homme, au contraire, étant devenu un grain de blé, avait une peur affreuse de tous les oiseaux. Plusieurs se croient morts et demandent à grands cris à être enterrés, car « ils sentent déjà mauvais ».

Don Quichotte est un type d'aliéné en proie aux illusions ; j'en ai déjà cité, mais caractéristique est surtout sa rencontre avec les deux troupeaux de moutons que le pauvre hidalgo prend pour deux armées prêtes à se livrer bataille, et dont il indique à Sancho les contingents et les chefs. « Vois-tu là-bas ce chevalier aux armes dorées qui porte sur son écu un lion couronné étendu aux pieds d'une jeune damoiselle? Eh bien! c'est le valeureux Lauralco, seigneur du Pont-d'Argent. Cet autre, qui a des armes à fleurs d'or et porte trois couronnes d'argent en champ d'azur, est le redoutable Micolambo, duc de Quirochie ; à sa droite, avec cette taille de géant, c'est l'intrépide Brandarbarboran de Boliche, seigneur des trois Arabies... »

La puissance de l'hallucination et de l'illusion est si forte chez l'aliéné, que la preuve visible, palpable, matérielle qu'il se trompe ne peut le convaincre de son erreur. Un père de famille, atteint du délire des persécutions, croit que ses ennemis ont assassiné sa femme et ses enfants ; il les a entendus crier au secours, puis rendre le dernier soupir... Vous pensez qu'en les lui présentant pleins de vie et de santé, il éclatera en transports de joie... pas le moins du monde! Il répond froidement que ce ne sont pas eux, mais d'autres qui, par surcroît de cruauté, ont pris leurs traits et

leurs voix pour se moquer de lui. Un malade
s'imaginait que son fils unique — un enfant
de sept à huit ans — avait été changé en un
oiseau qu'il entendait toute la journée siffler
sur des arbres voisins. Un jour l'enfant vient
le voir; il l'accueille avec les marques de la
plus vive tendresse et le prend sur ses genoux pour le caresser... Soudain, il s'inter-
rompt dans ses démonstrations de joie, pose
le bambin à terre et se levant, s'en va à l'autre bout du jardin écouter l'autre, « le vrai »,
qui siffle sur ses arbres habituels!

Cette inébranlable conviction de la réalité
des illusions dont il est le jouet, fait, on le
comprend, que pour l'aliéné le mot « impossible » n'existe plus. Aucun événement si
étrange qu'il soit, aucune des idées extraordinaires qui naissent dans son cerveau ne
l'étonnent; pour lui tout est logique, tout peut
arriver; la notion même du temps, du nombre et de l'espace se perd. Dans l'aventure de
la barque enchantée, don Quichotte dit à Sancho qui se lamente de quitter son grison,
« Va, va, console-toi; nous allons bientôt entrer dans le vaste Océan, si même nous n'y
sommes pas déjà, car nous avons fait pour le
moins sept ou huit cents lieues. Si j'avais un as-

trolabe pour prendre la hauteur du pôle, je te dirais au juste combien de chemin nous avons fait, où nous avons passé, car nous sommes sur le point de franchir la ligne équinoxiale située à égale distance des deux pôles... »

Le chevalier de la Manche explique lui-même très-bien pourquoi il ne s'étonne de rien. « Rien de cela ne peut m'étonner, dit-il, car s'il t'en souvient, Sancho, la première fois que nous vînmes ici, ne t'ai-je pas dit que tout y était magie et enchantement? Pourquoi en serait-il autrement aujourd'hui? » Partant de là, les incidents les plus étranges s'expliquent pour lui tout naturellement... par le surnaturel, et telle est la force de sa conviction, qu'il se laisse prendre par les fan- tômes et mettre en cage comme un poulet qu'on conduit au marché !

Un fait encore, qui montre bien la puissance de l'hallucination et l'impossibilité de la si- muler ou contrefaire, c'est-à-dire de faire par exemple prendre pour telle à un aliéné une voix naturelle; il ne s'y trompe pas. Une seule fois j'ai réussi. Un malade refusait toute nourriture parce qu'il entendait une voix mys- térieuse lui dire: « Henri, tu ne dois pas man- ger; je te le défends ». J'apostai derrière sa porte un employé, qui, au moment où on lui apportait son repas, lui cria à la cantonade : « Mange, Henri, maintenant je te le permets », et il mangea. L'appétit vint en mangeant et au bout de quelques jours cette petite ruse ne fut plus nécessaire. Il est vrai qu'il s'agissait d'un dément dont les facultés intellectuelles étaient déjà fort affaiblies.

Les hallucinations et les illusions sont, comme le contenu du délire et du rêve, beaucoup plus souvent de nature désagréable que de nature gaie. Je reviendrai plus loin sur les hallucinations du délire des persécutions.

Comme le contenu du délire aussi, les troubles sensoriels expliquent les actes extravagants, les gestes insensés, les poses bizarres de l'aliéné. L'un pousse sans raison des cris affreux, parce qu'il voit des brigands qui vont le tuer; un autre rit tout seul des drôleries qu'il entend. Un homme se tient des heures entières immobile et nu comme la main dans une pose de statue; il croit poser pour un peintre, qui est là devant lui, ses pinceaux à la main. Une jeune fille marche avec précaution sur la pointe du pied afin de ne pas écraser les yeux humains dont le sol est jonché. Un homme qui se croit mort s'étend sur le dos en fermant les yeux et en joignant les mains. Une vieille femme de soixante-dix ans demande chaque jour pourquoi on ne laisse pas entrer son fiancé qui vient la chercher pour la noce? En attendant, elle se pare pour la cérémonie. Beaucoup d'aliénés remplissent leurs poches de tous les débris et menus objets qu'ils trouvent, les prenant : les pierres pour des diamants, les morceaux de bois pour du corail, les plumes de moineaux pour des plumes d'autruche ou d'aigle, et ainsi de suite.

Je ne puis entrer dans le détail de tous les actes insensés auxquels l'aliéné est poussé par ses illusions sensorielles. Je dirai seulement que dans bien des cas, de passif qu'il était jusque là, le délire devient actif sous l'empire d'une hallucination ou d'une illusion subites. Un malade croit voir dans une personne inoffensive un brigand qui en veut à sa vie; il la tue pour se défendre. Un autre entend une voix qui lui conseille de se couper une main ou de se crever les yeux pour être agréable à Dieu; il obéit aussitôt. Une mère entend la voix de Dieu lui-même lui ordonner de renouveler le sacrifice d'Abraham; elle prend un couteau et égorge son fils. Un paysan met le feu à sa grange pour en chasser les démons qu'il entend y faire leur sabbat.

Il est probable que le rêve et l'hallucination se confondent souvent chez l'aliéné. Dans les cas où le délire revient par accès subits, c'est presque toujours pendant la nuit qu'il éclate, peut-être parce qu'il naît d'un rêve. C'est à la suite d'un rêve qu'il prend pour la réalité que la folie de Roland se manifeste. Il entend la voix de son amante implorer son secours et lui faire d'éternels adieux. « A ce cri affreux, dit l'Arioste, Roland se réveille en sursaut et tout couvert de larmes. Sans penser que les songes n'offrent que de vaines images de ce qu'on craint ou de ce qu'on espère, il se persuade que la vie ou l'honneur de sa dame sont en danger. Furieux, il se jette à bas de son lit, s'arme de toutes pièces, revêt, pour n'être point reconnu, une cotte d'armes toute noire, monte sur Bridedor, son fidèle coursier, et sans se faire suivre d'aucun écuyer, quitte clandestinement la ville assiégée pour se rendre au camp des ennemis. »

Ce trait est caractéristique ; c'est le premier acte de folie commis par Roland ; pour agir ainsi, pour déserter nuitamment comme un lâche vulgaire, lui l'honneur de l'armée, le chevalier sans peur et sans reproche, il doit avoir déjà perdu la raison... Roland n'est plus Roland.

Cette transformation du moi ou de la personnalité morale, est un symptôme si frappant de la folie, que le mot aliéné — *alienus,* autre — ne signifie pas autre chose. Le malade a parfois conscience de ce changement qui commence à s'opérer en lui, et cela lui donne d'atroces angoisses. Il sent que la raison va lui échapper et cette souffrance, pire que toutes les douleurs physiques, met à beaucoup de ces malheureux la corde ou le pistolet à la main. Voyez Roland lorsque, dans un éclair de raison précédant l'explosion définitive de son délire, il s'écrie... « Je ne suis plus ce que je parais ; Roland est mort, Roland a disparu de dessus la surface de la terre ». Voyez encore le pauvre vieux roi Lear se prendre la tête en disant : « Est-ce bien Lear qui marche ? Est-ce bien lui qui parle ? Ses yeux sont-ils ouverts ? Il faut que son intelligence soit affaiblie. Qui peut me dire ce que je suis ? » Et plus loin : « Mon esprit commence à se troubler. Vous croyez que je pleurerai ? Non, je ne pleurerai pas ; j'ai pourtant bien sujet de verser des larmes, mais avant que j'en ré-

pande une seule, ce cœur se brisera en pièces... O mon ami ! je deviendrai insensé ! »

Revenons à l'hallucination pour constater
que ce mot n'est pas synonyme de folie. Des
troubles sensoriels peuvent être compatibles
avec une raison d'ailleurs intacte et ce serait
une bien intéressante étude que celle du rôle
des visions et des hallucinations dans l'histoire. La vision de Sainte-Geneviève a sauvé
Paris de l'invasion des hordes d'Attila, comme
dix siècles plus tard celles de Jeanne d'Arc
ramena la victoire aux drapeaux de la France.
L'apparition de Saul de Tarse sur le chemin
de Damas en fit l'apôtre Paul, et la croix lu-
mineuse aperçue par Constantin-le-Grand
ouvrit au christianisme les portes de l'empire
romain.

Chacun connait l'histoire de Socrate et du
dieu ou démon, ou encore génie familier avec
lequel il s'entretenait et qui lui dictait ses
sentences comme la nymphe Egérie inspirait
Numa Pompilius. — Mahomet prétendait que,
sous la forme d'une colombe, l'archange Ga-
briel lui révélait les vérités saintes qu'il devait
enseigner aux croyants. — Pascal, depuis
l'accident du pont de Neuilly, où il avait été
dans un danger extrême de perdre la vie en

étant précipité dans la Seine, voyait constamment un abîme béant à son côté gauche. Pour se rassurer il y faisait placer une chaise. Un mois plus tard il eut la vision de la croix sur un globe de feu, vision reproduite sur ce morceau de parchemin qu'après sa mort on trouva par hasard cousue dans la doublure de son pourpoint. — Enfin les visions de Luther dans ses disputes avec le diable sont connues. Remarquons seulement qu'à l'époque du grand réformateur le diable, on l'a vu plus haut, était partout; chacun croyait à son existence corporelle, et c'est lui qui, dans les hallucinations du moyen âge, joue toujours le premier rôle.

Dans des temps plus récents, notons, pour n'en citer que quelques exemples entre mille, les hallucinations du libraire Nicolaï, à Berlin, qui, après une violente altercation et sous l'empire de vives inquiétudes, se vit soudain entouré de fantômes. « J'aperçus tout-à-coup, dit-il, à la distance de dix pas, une figure de mort; je demandai à ma femme si elle ne la voyait pas? Ma question l'alarma beaucoup et elle s'empressa d'envoyer chercher un médecin. A quatre heures de l'après-midi la même vision se reproduisit; j'étais seul alors, et très inquiet je me rendis à l'appartement de ma femme ; la vision m'y suivit. A six heures je distinguai de nouveau plusieurs figures qui n'avaient pas de rapport avec les premières. »

Le littérateur anglais Johnson, qui avait une imagination très vive, éprouvait de temps en temps de fausses sensations. Il passa une nuit entière à regarder son gros orteil autour duquel il voyait des Tartares, des Turcs, des Romains, des catholiques monter et se battre ; il savait fort bien que ces visions étaient le produit de son imagination exaltée. — Dans une nuit d'insomnie Cromwell vit soudain les rideaux de son lit s'ouvrir, et une femme d'une taille gigantesque lui apparaître disant : « Tu seras un jour le plus grand homme de l'Angleterre ». — Enfin Gœthe faisant une promenade à cheval vit sa propre personne venir à sa rencontre.

Un certain nombre d'aliénés refusent de manger, et en général d'avaler quoi que ce soit. Les uns s'imaginant qu'on en veut à leur vie sont persuadés que tous les aliments sont empoisonnés ; des illusions du goût et de l'odorat causent et entretiennent d'ordinaire ce délire. D'autres ne se croient pas dignes de manger, ou pensent racheter leurs fautes imaginaires, quatre-vingt-dix-neuf fois sur cent, par l'abstinence. D'autres encore, j'en ai cité un exemple, entendent des voix qui la leur commandent. Beaucoup désirant en finir avec la vie espèrent y arriver par ce moyen. Dans bien des cas le malade, trompé par des sensations nerveuses internes, est persuadé qu'il n'a plus d'estomac, qu'on lui a enlevé les intestins, que tout ce qu'il avale se change en pierre ou en animaux vivants.

Enfin quelques malades n'ont plus la sensation de la faim. Ils n'éprouvent dès lors aucun malaise, tandis que ceux qui n'osent pas, ou ne croient pas devoir manger, peuvent souffrir beaucoup. Aussi ces derniers sont-ils parfois très contents au fond qu'on leur fasse violence en les nourrissant de force ; ainsi les principes sont sauvés, la conscience satisfaite et l'estomac garni. J'avais une fois trois jeûneurs à nourrir malgré eux, c'est-à-dire au moyen d'une sonde élastique qu'on introduit dans l'estomac et dans laquelle on verse des aliments liquides. L'un d'eux m'aidait avec la plus grande complaisance à alimenter ses deux camarades, mais quand son tour était venu il se refusait obstinément à avaler son potage de bon gré. Il se couchait sur son lit sans bouger et je lui mettais la sonde.

Aujourd'hui l'alimentation forcée est, ainsi que tous les autres moyens matériels de contrainte, beaucoup plus rarement employée. Sauf circonstances spéciales, les malades supportent fort bien quelques jours de jeûne, et si l'on prend patience un grand nombre de ceux à qui on appliquait la sonde autrefois, finissent par se décider à manger.

Notons encore avant de terminer ce chapitre des symptômes généraux que le délire n'est pas toujours continu. Dans bien des cas il est périodique, et revient par crises plus ou moins régulières laissant entre elles des intervalles qui peuvent varier de quelques jours à plusieurs mois, à une année même. Certains malades retomberont chaque printemps, d'autres tous les mois, et seront entre deux crises d'une lucidité en apparence parfaite. L'approche des crises est d'ordinaire signalée par des symptômes prodromiques physiques ou psychiques toujours les mêmes. Une dame en pareil cas remaniait chaque fois le classement des photographies de ses albums ; quand on les lui voyait prendre, on pouvait être certain que la crise était proche. Une autre se plaignait de maux de dents et réclamait le dentiste. Une troisième se mettait à jouer du piano qu'elle négligeait sans cela complètement. Quand on connaît bien un malade, on peut ainsi, en tenant compte de signes connus, d'ailleurs très insignifiants en soi, prédire avec une entière certitude l'explosion d'une crise nouvelle.

CHAPITRE VIII

FORMES SPÉCIALES

Les troubles de l'esprit revêtent, je l'ai dit à plusieurs reprises, un grand nombre de formes. Je ne puis les mentionner toutes et me bornerai à indiquer les groupes principaux. Je ne tenterai pas davantage un essai de classification, car une classification tout à fait satisfaisante est encore à trouver, et chaque auteur a la sienne, preuve qu'aucune n'est bonne.

1° ÉTATS DE FAIBLESSE INTELLECTUELLE.

On ne doit pas confondre la faiblesse intellectuelle avec l'affaiblissement. La première est congénitale, date de la naissance ou de la première enfance, le second est la décadence de l'homme normal; l'une est due à un développement défectueux du cerveau, l'autre aux troubles organiques atteignant un cerveau sain jusque là. La faiblesse d'esprit est, en un mot, la pauvreté chronique; l'affaiblissement est la faillite de l'homme riche.

L'enfant ne sait rien encore, il a tout à apprendre, et cet apprentissage, toujours long et difficile, ne peut réussir que si le développement du cerveau suit une marche régulière. Qu'une circonstance quelconque vienne l'entraver, et les facultés souffriront en proportion de la gravité de l'obstacle.

Cet obstacle tantôt préexiste à la naissance — hérédité, et cette influence inexpliquée de l'alcoolisme des parents, — tantôt se produit postérieurement à celle-ci. Ce sont alors, dans la première enfance, des inflammations de la substance cérébrale et de ses enveloppes, encéphalite, méningite, une ossification prématurée des sutures du crâne. Plus tard des maladies graves, comme le typhus, des chutes sur la tête, des affections nerveuses concourent au même résultat.

Les arrêts de développement dus à ces différents facteurs varient, on le comprend, à l'infini, suivant la nature de la cause, son intensité, l'âge où elle agit, les conditions d'hérédité dans lesquelles se trouve l'enfant. Tout au bas de l'échelle est le crétin complet, l'idiot qui ne sait pas même parler ; tout en haut sont ces nombreux incomplets qui, tout en accomplissant tant bien que mal leur petite tâche dans le monde, n'arrivent cependant jamais à l'entier épanouissement des facultés. Entre ces deux degrés extrêmes, les nuances sont presque aussi nombreuses que les individus.

Dans le *crétinisme absolu,* la parole n'existe pas ; l'individu ne pousse que des sons inarticulés, comme les cris des animaux dont il diffère du reste peu. Aucune trace d'intelligence ; des instincts, un système digestif et c'est tout. « Je ne puis, a dit Pascal, concevoir un homme sans pensée ; ce serait une pierre ou une brute ».

Chez l'*idiot* la parole articulée commence, mais incomplète, rudimentaire comme la pensée. Elle se borne aux mots servant à exprimer les besoins de la vie matérielle. Les sens, très obtus, ne réagissent que sur des excitations puissantes. L'idée reste attachée à l'excitation qui l'a fait naître ; elle ne se généralise pas, ne s'élève jamais à la hauteur d'une abstraction ; aussi l'idiot est-il incapable d'apprendre autre chose qu'un travail manuel élémentaire.

L'imbécile est en progrès notable sur les précédents. Il commence à s'exprimer correctement, mais il s'en tient à la construction de phrases simples; le domaine des choses abstraites est encore pour lui une terre à peu près inconnue. Cependant certains imbéciles sont déjà capables de saisir, au moins en théorie, des notions élémentaires de morale, et peuvent apprendre par cœur, par exemple, des versets de la Bible ou de petites poésies.

Chez le *faible d'esprit* la parole est normale et se rapproche de celle de l'homme complet, mais néanmoins la conception est pauvre, l'horizon intellectuel restreint. Le faible d'esprit reste enfant toute sa vie; son intelligence, suffisante pour les choses ordinaires de l'existence, est incapable de s'élever plus haut; sa pensée manque d'ailes, elle rampe. Même défectuosité dans le domaine des sentiments; comme l'enfant, il est volontiers égoïste, indifférent au bonheur ou au malheur d'autrui.

Les notions relevées du beau et du bien existent à peine chez le faible d'esprit, son intelligence ne les produit pas; il se contente d'enregistrer celles d'autrui, de les répéter à l'occasion aussi bien qu'un serin siffle un air de boîte à musique, mais il est incapable de se les assimiler réellement, de les faire siennes, de les compléter par un travail propre. Il vit de peu, au jour le jour, sans amasser d'idées nouvelles, sans tirer profit des expériences du passé, sans se soucier de l'avenir. L'ambition de l'homme normal est pour lui lettre morte ; son énergie est de l'entêtement, et le plus léger obstacle qui surgit sur son chemin le trouve incapable et désarmé. Sa volonté est très faible ; il n'a aucun empire sur lui-même et se laisse facilement emporter au delà des limites raisonnables par les mouvements passionnels et les suggestions des instincts mauvais. Son rire est immodéré, sa colère violente, hors de toute proportion avec leurs motifs.

Nombreuse est la classe des faibles d'esprit, mais les plus intéressants pour l'observateur sont ceux qui se rapprochent de l'homme normal, ces incomplets à qui il ne manque presque rien pour pouvoir être rangés parmi les pairs de l'intelligence. Normaux en apparence, ils vont et viennent comme chacun, peuvent être des membres utiles de la société et, cheminant sans secousses sur le rail de l'habitude, tenir sans trop d'efforts leur petite place dans le monde, jusqu'au jour où un choc imprévu, un événement qui les déroute viennent montrer toutes les lacunes de leur organisation cérébrale.

La débilité mentale n'atteint pas toujours chez le même individu toutes les facultés au même degré. Parfois l'une ou l'autre se développe d'une façon extraordinaire, comme si elle le faisait aux dépens de la communauté. Certains imbéciles ont une mémoire remarquable, le don spécial de la musique, du calcul mental, etc. Un homme qui n'a jamais pu apprendre à écrire aime avec passion la musique dont il ne comprend pas le premier mot ; à chaque note fausse il fait une grimace.

Les incomplets ont parfois des mots fort drôles. L'un d'eux qui s'était mis en conflit avec la police paraissait un jour devant le tribunal correctionnel. L'avocat plaidant l'imbécillité, je fus appelé comme expert et déclarai en effet l'accusé irresponsable. Les débats étant clos, le président lui demande s'il a encore quelque chose à dire ?

— Un seul mot, Monsieur le président :

Le monde est plein de fous et qui n'en veut pas voir
Doit rentrer dans sa chambre et casser son miroir.

Toute la salle éclate de rire et l'accusé renvoyé de la plainte s'en va navré de n'avoir pas été jugé digne d'une condamnation.

Un autre simple d'esprit employé à de petits travaux de jardin faisait volontiers main basse sur les plus beaux fruits. — C'est mal ce que vous faites là, lui dit-on. — Personne ne me voit. — C'est possible, mais Dieu, lui, vous voit bien. — Ça m'est égal, pourvu que le directeur ne me voie pas....

Folie morale. Proche parente des états de faiblesse intellectuelle est la folie morale, *moral insanity* des Anglais. Son importance sociale est extrême, car c'est presque toujours devant les tribunaux que viennent se terminer les scandales et les conflits qu'elle occasionne.

La folie morale est caractérisée par ceci, qu'à côté d'une intelligence en apparence intacte la faculté d'acquérir et d'utiliser les notions les plus élémentaires de la morale fait défaut. Le sens du bien n'existe pas, les sentiments affectifs manquent, et l'individu, incapable de réagir contre les suggestions de ses instincts mauvais, commet avec une extrême désinvolture les actes les plus répréhensibles;

aussi a-t-on également appelé cet état : délire des actes.

Je viens de dire que l'intelligence est intacte « en apparence », car, en effet, toujours existe un degré plus ou moins notable de faiblesse mentale. Mais comme à côté de cela le raisonnement est normal, que l'individu s'exprime d'ordinaire avec une grande facilité, qu'il a toujours d'excellentes raisons pour excuser ses méfaits, qu'il parle et discute comme chacun, cette faiblesse ainsi masquée par des dehors satisfaisants, n'apparaît qu'à un examen plus approfondi.

Ce sont donc des troubles du sentiment qui donnent à la folie morale son cachet spécial, et le malheureux malade n'ayant ni conceptions délirantes, ni troubles sensoriels, rien en un mot des symptômes évidents ordinaires de la folie, court grand risque d'être pris pour un homme volontairement dépravé ressortissant non à la médecine mais au code pénal. La différence est grande cependant, car chez lui l'état est pathologique ; il voudrait être autrement qu'il ne le pourrait pas. L'aberration du sens moral est un symptôme de la défectuosité cérébrale.

Ce qui le prouve c'est que cette défectuosité

est congénitale, apportée en naissant ou acquise dans la première période de l'existence, comme je viens de le dire pour les arrêts de développement. En outre on trouve toujours, en cherchant bien, des signes physiques ou psychiques de dégénérescence, des troubles nerveux, des aberrations d'instinct ou d'autres stigmates d'hérédité, ne laissant aucun doute sur la nature du mal.

La folie morale fait le désespoir des familles, car l'individu qui en est atteint a d'ordinaire tous les vices; il est égoïste achevé, paresseux, menteur, voleur, buveur, débauché. Plus il avance en âge et plus sa défectuosité devient évidente. C'est le cas de tous les faibles d'esprit; les lacunes et les extravagances qui chez l'enfant pouvaient être mises sur le compte d'une éducation mal dirigée, ou d'un caractère manquant de maturité, prennent avec l'âge une signification toujours plus grave, et le pauvre homme incapable de se conduire raisonnablement dans la société, fort de ses droits d'adulte, n'écoutant aucun conseil, sourd à toutes les supplications, insensible aux larmes qu'il fait verser, finit presque toujours par échouer sur les bancs de la Cour d'assise d'où ces complaisants aliénistes, « qui de parti pris voient des aliénés partout », ont bien de la peine à le tirer.

Proches voisins des aliénés moraux sont les individus atteints de folie dite lucide, de folie raisonnante, tous ces dégénérés chez lesquels la maladie se traduit, non par du délire proprement dit, mais par des troubles de l'humeur et des sentiments, des perversions d'instincts, des mouvements passionnels exagérés, des lacunes du raisonnement, des actes absurdes.

La folie raisonnante mérite une mention spéciale, car elle est de ces formes si fréquentes qui sous les simples dehors d'un caractère mal fait cachent un trouble mental des plus graves. Il n'y a ni illusions sensorielles ni conceptions délirantes proprement dites, le mal se mouvant tout entier dans le domaine des sentiments affectifs, de l'humeur et du jugement. Le malade égoïste, susceptible à l'excès, d'un orgueil démesuré, se plaignant de tout et de tous, ne reconnaissant jamais avoir tort, peut, avec les meilleures intentions d'ailleurs, rendre aux siens et à lui-même la vie insupportable.

Il ne sait ni se dominer ni renoncer à rien

de ce qu'une imagination surexcitée lui suggère ; il déplace ses devoirs, néglige les immédiats pour s'en créer de lointains plus conformes à ce qu'il appelle ses aspirations relevées. Fantasque et versatile, profond en ruse et superficiel pour le bien, dénué de tout esprit de suite, ne trouvant nul le part le calme et la réalisation d'aspirations gonflées et creuses comme des bulles de savon, il s'en prend amèrement aux autres de ce qui lui manque à lui-même. Dans les discussions et les querelles que provoque son état il exagère et dénature les faits, se livre pour la moindre contrariété à des colères immodérées, et se plaignant d'être incompris ressasse pendant des années, pendant toute une vie, les mêmes histoires, répète les mêmes griefs et se pose, de très bonne foi du reste, en victime des rigueurs du sort et de l'injustice des hommes.

La folie raisonnante, qui présente souvent des périodes bien tranchées de dépression et d'excitation, ne pousse pas le malade à des actes dangereux ou immoraux comme le délire des persécutions ou la folie morale, mais tout dans sa manière d'être est imprévu, inconséquent, heurté. Il n'a pas perdu le sens moral proprement dit, mais son jugement présente des lacunes manifestes. Avec lui, aussi, le raisonnement est impuissant, car sourd à tous les appels du cœur, il n'écoute que la voix de ses désirs inassouvis et de sa haine pour ceux qui essayent de lui démontrer ses erreurs ou de résister à ses caprices.

Cette forme de trouble mental, qui par bien des côtés touche de près aux délires systématisés dont il sera question plus loin, est un état de dégénérescence à base héréditaire, et cela montre bien la grande distance qui la sépare de simples défauts du caractère.

2° LA MÉLANCOLIE.

La mélancolie, la plus fréquente des maladies mentales, est caractérisée par une dépression psychique générale avec douleur morale intense non motivée, ou insuffisamment motivée par les circonstances extérieures. A cette douleur se joint un sentiment très pénible d'empêchement de la pensée, d'impuissance mentale. Dans la mélancolie simple et dans les périodes initiales des formes plus compliquées, il n'existe pas de conceptions délirantes, d'idées fausses. Le jeu des facultés est simplement ralenti, les sensations sont moins vives, la pensée pénible et douloureuse n'a pas sa précision et son élasticité ordinaires; la volonté affaiblie reste inerte comme un ressort brisé.

Cet état est d'ordinaire accompagné de sensations nerveuses anormales très pénibles dans la tête ou dans les viscères thoraciques et abdominaux : pression sur le cerveau, vide sous le crâne, eau cascadant dans les oreilles, mouvements insolites dans le ventre ou dans la poitrine, et bien d'autres encore. Mais le symptôme de beaucoup le plus douloureux est une sensation toute spéciale dans la poitrine, que souvent le malade ne sait lui-même comment exprimer et que les médecins appellent angoisse précordiale.

Ce symptôme est très fréquent; certains auteurs admettent qu'il ne fait jamais tout-à-fait défaut. Décrit par quelques malades comme un serrement, par d'autres au contraire comme un vide dans le thorax, il n'est pas une douleur physique, mais il est pire qu'une douleur et ressemble assez à l'angoisse qu'on éprouve à l'approche imminente d'un malheur effroyable. Un malade le dépeignait comme « une épouvante horrible dans la poitrine», un autre disait : «Il me semble toujours qu'on va me fusiller. »

Cette angoisse précordiale est vraiment atroce; aucune souffrance physique ne saurait lui être comparée. C'est elle, nous le verrons plus loin, qui pousse le mélancolique aux actes les plus violents.

Le trait caractéristique de la mélancolie, mais de la vraie et non de celle des poëtes, est donc une altération telle de l'humeur et des sentiments, de ce que les Allemands appellent *Gemüth*, mot intraduisible en français, que le malheureux qu'elle a frappé, accaparé tout entier par son angoisse, voit le monde comme au travers d'un verre noir. Il devient indifférent à tout ce qui n'est pas sa souffrance; ses affections les plus chères, les choses qui hier encore faisaient toute sa joie le laissent froid et insensible; le bonheur ou le malheur des autres ne le touchent plus; il n'aime plus rien, ne jouit plus de rien... La fin du monde seule, qui mettrait fin aussi à cet intolérable état, serait la bienvenue pour lui.

Et notez que la véritable mélancolie n'a point d'objet; le malade ne sait pas même pourquoi il est ainsi désespéré, et cela encore est une souffrance; aussi voit-on beaucoup de ces pauvres gens désirer un malheur quelconque qui fera diversion à leur angoisse et lui servira de motif. Mise en harmonie avec les circonstances extérieures et partagée par d'autres, elle leur semblerait moins pénible. « Dans mon délire, raconte René, j'avais été jusqu'à désirer d'éprouver un malheur, pour avoir du moins un objet de souffrance ; épouvantable souhait que Dieu dans sa colère a trop exaucé. » Ce mot de Chateaubriand est tout à fait conforme à l'observation médicale.

Chez certains mélancoliques, sans doute, le « noir » ou l'angoisse se porte sur un objet déterminé. Les uns s'imaginent, par exemple, qu'ils sont ruinés, incapables de faire honneur à leurs affaires ; une mère exagérant une indisposition passagère de son enfant, le croit atteint d'une maladie incurable, frappé à mort. Ces idées sombres ne sont pas la cause de la mélancolie ; elles en sont le symptôme ou la formule, sorte de projection extérieure de l'angoisse du dedans. Si l'on parvient à démontrer au malade qu'il se trompe (dans la mélancolie simple cela n'est point impossible), son angoisse se porte immédiatement sur un autre objet ; la formule ne fait que changer.

Ceci montre bien l'abîme qui sépare le mélancolique de l'homme sain d'esprit en proie à un violent chagrin. Enlevez à ce dernier la cause de son désespoir, il redeviendra soudain heureux et gai, tandis qu'aussi longtemps que le système nerveux du mélancolique n'a pas retrouvé son équilibre, aucune circonstance extérieure ne pourra lui rendre le calme. On ne se guérit pas d'une migraine ou d'une rage de dents en changeant de chambre.

Et voilà pourquoi les mélancoliques de la poésie et du roman ne sont, à part de fort rares exceptions, pas des mélancoliques sérieux. Ils peuvent être, je le veux bien, des désespérés, caractères faibles, impuissants à réagir par la foi religieuse ou la force morale contre les chocs de la vie, mais ce ne sont pas des malades. Si Werther avait obtenu Charlotte, au lieu d'un pistolet pour se brûler la cervelle il aurait pris une mandoline pour roucouler des romances dans les forêts d'alentour.

La tendance à voir toutes choses par leur côté sombre, tendance qui existe d'ailleurs chez beaucoup de personnes réputées bien portantes, prend chez le mélancolique de telles proportions que tout lui devient un objet de souffrance. Plus les autres sont gais et heureux, plus il se sent triste; plus le soleil brille au dehors, plus les ténèbres du dedans sont épaisses. La comparaison le navre, le contraste l'écrase et les distractions elles-mêmes par lesquelles on cherche à chasser son malaise ajoutent un nouvel aliment à sa douleur. « Le savant Smelfungus, raconte Sterne dans son *Voyage sentimental*, voyagea de Boulogne à Paris, de Paris à Rome, et ainsi de suite. Le savant Smelfungus avait la jaunisse. Accablé d'une humeur sombre, tous les objets qui se présentèrent à ses yeux lui parurent décolorés et défigurés... Il nous a donné la relation de ses voyages; ce n'est qu'un triste détail de ses pitoyables sensations. »

Ce symptôme de la mélancolie n'a pas échappé au génie de Shakespeare. « Depuis quelque temps, raconte Hamlet à Guildenstern, j'ai perdu, je ne sais comment, toute ma gaité, et mon humeur est devenue si mélancolique que la terre, cette admirable création, ne me paraît plus qu'un promontoire stérile, et le firmament, ce dais magnifique étendu sur nos têtes, cet air si pur parsemé de feux d'or, qu'un réceptacle hideux de vapeurs pestilentielles. » Dans *Comme vous l'aimez*, Jacques dit à Amiens qui veut l'égayer par ses chants : « Continue, je te prie ; comme une belette suce les œufs, je puis sucer la mélancolie d'une chanson même. » Beaucoup de mélancoliques, en effet, au lieu de chercher à réagir, éprouvent comme un irrésistible besoin de se plonger toujours plus profond dans leur souffrance ; ils ont le vertige du gouffre. « Je trouvai même, dit René, une sorte de satisfaction inattendue dans la plénitude de mon chagrin, et je m'aperçus avec un secret mouvement de joie que la douleur n'est pas une affection qu'on épuise comme le plaisir. » Cette remarque aussi est bien vraie, et cependant René n'était pas un véritable mélancolique.

L'angoisse du mélancolique est si puissante, elle modifie si profondément toute sa manière de sentir et de penser qu'il souffre d'une circonstance quelconque dix fois plus qu'il n'en souffrirait s'il était bien portant. Au moment même où j'écris ces lignes vient me consulter un homme souffrant, outre de violentes angoisses précordiales, d'une horrible peur de mourir. « Cette pensée de la mort, dit-il, m'épouvante au delà de toute expression ; je sais bien qu'elle est inévitable, je l'ai souvent envisagée en face lorsque j'étais bien portant, j'en ai été un jour tout près, mais jamais elle ne m'a inspiré l'effroi que je ressens aujourd'hui. »

Cela est bien vrai ; le naufragé perdu sur un glaçon dans la mer polaire souffre moins que le mélancolique assis au coin d'un bon feu, et J.-J. Rousseau, parlant de son infirmité, disait : « Délivré des maux imaginaires, plus cruels pour moi que les maux réels, j'endurai plus paisiblement ces derniers. » Par une vertu fatale le verre noir au travers duquel regarde le mélancolique grossit outre mesure tout ce qui peut ajouter à son angoisse et rapetisse ce qui pourrait y faire diversion.

Ceci nous amène à un autre symptôme de la mélancolie : l'affaiblissement de la volonté. Avec la difficulté et la lenteur de la pensée, marche l'impuissance de l'action. L'énergie habituelle est réduite à zéro ; tout effort, toute décision deviennent pénibles. Le malade qui voit des montagnes partout et pour qui il n'existe pas de petits loups est incapable d'agir, de se décider à quoi que ce soit. L'acte le plus simple, le détail le plus insignifiant de la vie journalière lui pèsent comme un fardeau, l'angoissent comme un obstacle infranchissable.

Il voudrait ne penser à rien, ne rien faire, ne rien voir, ne rien entendre; il voudrait se laisser vivre, ou plutôt se laisser mourir, sans avoir à s'en mêler. Une mère de famille sanglote amèrement à la pensée que quelques pommes se gâtent dans son cellier, ou que de mauvaises herbes montrent la tête dans les allées de son jardin, et elle est aussi incapable d'y porter remède que de se débarrasser de cette obsession. Un homme sera des heures devant une feuille de papier sans pouvoir écrire la plus simple lettre. Le chef d'une administration considérable n'avait absolument rien d'autre à faire qu'à mettre son nom au bas des lettres et rapports que son secrétaire lui présentait; il était d'accord avec leur contenu, mais pendant des journées entières il ne trouvait pas même assez d'énergie pour y apposer sa signature.

Ce manque de volonté, dont le malade a fort bien conscience, ce sentiment de son impuissance est des plus pénibles, et ne croyez pas que, lorsque, après mille indécisions, il est enfin parvenu à prendre un parti, il soit soulagé... pas le moins du monde! Souvent même au contraire il est plus malheureux qu'auparavant; il croit s'être trompé, avoir fait fausse route... « Ce n'est pas cela qu'il fallait, c'est autre chose ; je ne vaux plus rien, je suis incapable, je me ramollis... » et l'angoisse reprend de plus belle.

Jusqu'ici je n'ai parlé que de la mélancolie simple, de cette forme dans laquelle le malade restant lucide avec la conscience de son état, aucune conception délirante proprement dite ne vient aggraver celui-ci. Souvent l'affection parcourt toutes ses phases sans perdre ce caractère, mais souvent aussi des idées fausses et des illusions sensorielles viennent compliquer la scène.

Lorsque nous éprouvons du malaise moral, de l'inquiétude, nous en cherchons instinctivement la cause en dehors de nous, dans les circonstances, personnelles ou non, qui les produisent d'ordinaire. Je souffre, je me sens angoissé : donc quelque chose en est la cause, et je cherche ce quelque chose.

Le mélancolique se livre aussi à ce travail si naturel de l'esprit. Ne se rendant pas compte que son angoisse est sans motif, qu'elle naît d'emblée dans son système nerveux, il en cherche l'explication autour de lui, et presque toujours ces tentatives d'explication le font tomber dans des idées fausses. Pour être angoissé ainsi, il faut « qu'un grand malheur le menace, ou bien qu'il ait commis des fautes dont sa conscience enfin réveillée lui fait, trop tard hélas, de justes reproches. »

Partant de là, un grand nombre de mélancoliques tantôt exagèrent des peccadilles sans importance, tantôt s'accusent de fautes et de crimes qu'ils n'ont jamais commis, qui parfois même seraient impossibles à commettre. Ils demandent à grands cris à être jugés et punis ; ils ne sont plus dignes de vivre ; l'hospice même est trop bon pour eux, ils volent le pain des honnêtes gens... Ils croient encore qu'on les méprise, qu'ils sont un objet de scandale pour chacun ; ils demandent à être mis à part afin de ne plus souiller personne de leur présence. En un mot il n'est sorte d'horreurs dont ces malheureux ne s'accusent.

Ces idées d'indignité personnelle se portent très souvent sur le terrain religieux, et là aussi l'absurdité des reproches n'a pas de limites. Plus l'angoisse est forte, plus le malade se croit coupable, et la punition, devant être proportionnée à la faute, sera terrible... Conclusion : la damnation éternelle.

Il n'est donc point étonnant de voir un si grand nombre de mélancoliques religieux en venir à s'accuser du seul péché pour lequel, dit l'Écriture, il n'y aura point de pardon, le péché contre le Saint-Esprit. C'est précisément à cause de cela qu'ils le choisissent entre tous ; or jamais aucun d'eux n'a pu me dire en quoi il consiste ! On doit donc bien se garder de croire à la réalité de tous les méfaits dont le mélancolique s'accuse.

D'autres fois le malade, dans ses tentatives d'explication des causes de son angoisse, finit par croire à l'existence d'ennemis personnels, de gens mal intentionnés qui lui veulent du mal et ont bien soin de travailler dans l'ombre et le mystère. Le génie des ruines dit à Wolney : « L'homme rapporte en vain ses malheurs à des agents obscurs et imaginaires ; il recherche en vain à ses maux des causes mystérieuses... » Mais ceci touche au délire des persécutions dont il sera question dans un chapitre spécial.

Enfin dans beaucoup de cas des erreurs sensorielles viennent s'ajouter aux autres symptômes de la mélancolie. Signe d'un trouble plus profond, elles tourmentent fort le malade et ajoutent encore à son délire.

Voici une lettre écrite par un mélancolique :

« Cher ami,

« Permettez-moi de vous nommer ainsi encore une seule fois, quoique je n'y aie aucun droit, comme aussi je n'ai plus aucun droit quelconque, pas même celui d'un fils de soigner sa mère âgée et infirme, puisqu'il ne l'a pas fait pendant qu'il était avec elle. Merci mille fois pour votre lettre, pour toutes vos lettres, pour tous vos envois desquels je n'ai jamais daigné accuser réception. Depuis sept ans j'ai traité tous mes parents, même la plus tendre et la meilleure des mères avec une révoltante ingratitude, un mépris outrageant, une indifférence stupide. Je n'ai pas daigné répondre une seule fois aux lettres qui m'ont été adressées, et quand ils sont venus me voir je les ai reçus comme une bête, m'amusant à demander des nouvelles, tandis que j'aurais dû être tout le temps à leurs genoux pour demander pardon. Je faisais des récriminations, des plaintes, moi qui n'aurais pas dû lever les yeux, ni ouvrir la bouche. Aussi ai-je recueilli les fruits de cette belle conduite; comme on a vu que je faisais semblant de ne pas comprendre ma position, on m'a parlé dans le même sens, et les paroles et les lettres ont été une sanglante ironie. J'ai compris depuis le premier jour de mon entrée dans l'asile que j'étais sous le coup de la justice divine du Dieu juste et saint dont les yeux sont trop purs pour voir le mal, qui rend à chacun selon ses œuvres, et qui met en évidence les choses que l'on croyait cachées dans les ténèbres, mais encore sous le coup de la justice humaine pour avoir commis les plus horribles forfaits. J'ai cherché à endormir entièrement ma conscience, à me rendre dur comme un rocher, stupide comme une brute, à vivre au jour le jour en mettant en pratique cette horrible et impie maxime : Mangeons et buvons, car demain nous mourrons. J'ai vécu tout ce temps pire qu'un payen, n'assistant à aucun culte, ne lisant plus la Bible où je trouvais à chaque page ma condamnation écrite en lettres de feu. Quant à prier, je n'ai pas fléchi une fois les genoux pour m'humilier dans la poudre, je me suis révolté contre Dieu, moi moins qu'un ver de terre, je me suis révolté contre mes parents, contre mes amis et j'ai gardé à tout le monde une infernale rancune parce qu'on m'avait laissé faire mes folies sans m'avertir de ce qu'elles m'attireraient... de la

part des hommes, veux-je dire, car je connais-
sais assez la Bible pour savoir ce qu'elles
m'attireraient de la part de Dieu. Je ne voyais
que trop chaque jour sur ma figure les stigmates du vice ; je sentais dans mon esprit, que
je prétendais toujours n'être pas dérangé, les
avant-goûts de la mort seconde, la perte de la
sensibilité pour tout ce qui est grand et beau.
Tous les instants du jour et de la nuit, quand
je ne dormais pas, j'entendais lancer des mots,
des épithètes, des menaces qui auraient fait
mourir de honte et de frayeur quiconque n'aurait pas été entièrement endurci. Le directeur, la directrice, les infirmières, quoique
toujours polis à mon égard, et me soignant
bien au physique, lançaient des mots d'une
si sanglante ironie que quiconque aurait eu
une parcelle d'honneur ne se les serait pas
laissé dire deux fois. On me dit que j'entends
des voix... oui, certes ! ces voix-là je les ai
entendues par les oreilles du corps. En dedans j'entends la voix des souvenirs qui me
retrace ma vie entière, les voix de mon frère,
de mon père aimé, vénéré et respecté de tous,
excepté de moi, de ce père que de bonne foi
je croyais aimer et que j'ai déshonoré, de ma
mère pleurant sur mes folies, me disant en-

core des mots d'affection malgré ma froideur et ma coupable indifférence à son égard, de mes sœurs mortes, de mes neveux, de mes nièces, des souvenirs d'enfance. Oh! je voudrais que ces voix-là pussent me brûler la conscience; peut-être alors y aurait-il encore une lueur d'espoir que je puisse me repentir. J'entends la voix de Dieu qui m'avertit parce que j'ai compris depuis que je suis ici, que cette année sera la dernière pour moi, et que cette vie tout animale aura enfin aussi une fin, que le ver de terre qui a osé se révolter contre son Créateur et tenir pour une chose profane le sang de l'Alliance, sera écrasé à son tour, trouvera qui le domptera, et lavera sa honte dans son sang. Mais avant ce moment horrible, épouvantable, je voudrais revoir, ne fût-ce qu'un moment, ma mère que j'ai eu l'infamie de renier, de mépriser, de torturer, elle qui m'a nourri de son lait, qui m'a prodigué les plus tendres soins, qui ne m'a donné que de bons exemples, et qui m'entretient encore ici. Il me semble que la vue de la chambre où mon père est mort, que sa vue pourrait peut-être briser cette infernale enveloppe d'orgueil et de révolte dont je me suis entouré ici jour après jour. Oh! je vous le jure, je ne

ferai plus de folles récriminations; je ne cher-
cherai plus à me justifier. Je voudrais rétrac-
ter à ses oreilles toutes les horreurs, tous les
mensonges que j'ai dits ; je voudrais la voir
encore une fois, entendre sa voix, me jeter à
ses pieds, embrasser ses genoux, la supplier,
quoique je m'en reconnaisse entièrement indigne, de m'accorder son pardon avant sa
mort, avant la mienne. Oh! je vous en con-
jure, accordez-moi cette grâce, quoique je ne
mérite qu'un refus insultant pour ma conduite
à votre égard. Si pourtant je pouvais, là près
de vous m'humilier dans la poussière, me repentir, être encore sauvé comme un tison ar-
raché du feu... »

Les actes violents commis par le mélancolique sont d'ordinaire terribles, suicide, homicide, infanticide, et presque toujours dus à
un redoublement subit de l'angoisse. La souffrance morale devenant intolérable, il cherche
à y faire diversion à tout prix, sans se laisser
arrêter par aucune considération religieuse ou
sociale. L'un met fin à ses jours ; l'autre commet un crime dans l'espoir que la secousse
morale calmera son angoisse. Des parents dé-
cidés à quitter ce monde, mais ne voulant pas y

laisser leurs enfants seuls exposés aux mêmes tourments, les tuent et se suicident ensuite. Tel a été dernièrement le cas à Genève de cette mère de famille qui a coupé le cou à ses quatre enfants pour s'empoisonner après.

L'hypocondrie est une forme de mélancolie; on pourrait dire qu'elle en constitue le premier degré, et bien des mélancoliques commencent par être de simples hypocondriaques. Cette affection est, on le sait, caractérisée par des sensations douloureuses dans diverses parties du corps (en particulier dans les viscères de la poitrine et de l'abdomen) que le malade interprète comme les symptômes d'une maladie grave devant bientôt se terminer par la mort. Cette idée ne le quitte plus; il ne pense plus qu'à sa santé, passe son temps à se tâter le pouls, à tirer la langue devant son miroir, à consulter baromètre et thermomètre, et souvent, à force de frayeurs, de soins et de précautions, il finit par se rendre vraiment malade.

Cet état est des plus pénibles; l'hypocondre souffre réellement beaucoup, et personne ne le plaint; on se moque même de lui et cependant il est plus malheureux que s'il était atteint d'une maladie ordinaire grave. On ne meurt qu'une fois, dit-on; lui meurt tous les jours pendant des années, et les caractères les mieux trempés, ceux qui se moquaient le plus, lorsque le mal les prend, tirent aussi la langue à leur miroir.

Telle est la douloureuse histoire de la mélancolie. C'est la maladie du siècle, et elle n'a, on a pu s'en convaincre, qu'une ressemblance fort vague avec la mélancolie des poëtes. Celle-ci, malgré quelques traits parfois justes, n'est qu'une égoïste et douce flânerie de l'imagination à l'ombre des grands arbres, le long des clairs ruisseaux, ou sur la grève sonore et ensoleillée des océans. Adolphe promenant ses regrets et son impuissance sur les routes de la Calabre; Obermann écoutant au pied des falaises de Marin les vagues de notre beau lac expirer sur le sable; René errant sur les bruyères de la Calédonie ou dans les forêts vierges du Meschacébé; Manfred disant son spleen aux solitudes glacées de la Jungfrau; Werther lui-même, ne sont, auprès des malheureux étreints par cette angoisse sans nom dont j'ai essayé de faire le tableau, que des mélancoliques pour rire.

3° LA MANIE.

Ce chapitre ne sera pas long. La manie [1] est une forme d'aliénation presque toujours aiguë, bruyante, furieuse même, qui rend dès l'origine le séjour du malade dans une maison particulière à peu près impossible, et oblige à le faire soigner dans un asile spécial. Donc pleine d'intérêt pour le médecin, la manie en a moins pour le public qui n'a que bien peu l'occasion d'en observer. Or, au point de vue pratique, au point de vue de la vie sociale, des devoirs et des intérêts de la famille, les maladies mentales les plus accentuées, celles que le premier venu reconnaît sans hésiter pour telles, — comme précisément la manie, — ne sont pas les plus importantes.

Ainsi un homme se met à délirer bruyamment et à tout casser dans la maison, personne n'a de doute sur la valeur de ces manifestations; le malheureux a perdu l'esprit; on le conduit à l'hospice et tout est dit. Les troubles intellectuels, au contraire, qui ne sautent pas aux yeux de chacun, ceux dans lesquels le malade ne marche pas sur la tête et parle

[1] Du mot grec μανία. La manie des aliénistes, on va le voir, n'a rien de commun avec les « manies » désignant des travers de l'esprit ou des habitudes bizarres.

encore avec quelque apparence de raison, les mélancolies, les faiblesses d'esprit, les folies morales et raisonnantes surtout ont par cela même une importance considérable. Ils sont une source d'angoisses, de désespoirs qui durent des années, la vie entière parfois, et d'autant plus amers qu'on craint davantage de les laisser paraître. La douleur de voir un des siens mourir lentement d'une affection physique incurable n'est rien auprès des tortures que peut infliger à ses proches un cerveau déséquilibré.

Revenons à la manie. Elle est l'antipode de la mélancolie ; la dépression caractérisait cette dernière ; le propre de la manie est l'excitation. Je ne puis passer en revue ni toutes les variétés de la manie, ni tous ses symptômes ; je la prends dans son ensemble.

L'excitation est générale ; elle atteint toutes les facultés, le moi dans son entier. Aux premiers degrés, le malade ressent un bien-être inusité, une force et une légèreté psychique inconnues auparavant ; il voit tout en beau, ne doute de rien, rit pour deux, parle comme quatre. Les sensations plus vives font jaillir ses idées comme un feu d'artifice, et autant chez le mélancolique la conception est lente et pénible, autant chez le maniaque elle est facile et gaie.

Mais bientôt les symptômes s'accentuent. La pensée alors se précipite, une conception n'attend pas l'autre, le mouvement psychique tout entier s'accélérant sans cesse, devient un fantastique tourbillon, un vertige dans lequel sombre l'enchaînement des idées. En même temps des illusions sensorielles se mêlent à ce chaos, la notion du monde réel disparaît, la conscience de soi-même s'évanouit, et le malade, emporté par les fantasmagories de la lanterne magique affolée qui éclaire seule son cerveau, n'est plus qu'un automate livré à toutes les suggestions du délire.

A cette surabondance effrénée de l'activité psychique, correspond un enfièvrement de l'activité motrice. Le chaos du dedans se traduit au dehors par des chants et des cris, par un mouvement incessant, par les actes les plus extravagants et les plus violents; c'est l'explosion du volcan. Le malade, qui ne distingue plus le monde extérieur de celui de ses visions folles, ne sait plus où il est, ne reconnaît plus personne; perdant toute notion d'à-propos et de convenance, il agit uniquement sous l'impulsion de ses troubles sensoriels, il frappe, tue, détruit, sans savoir lui-même pourquoi ; il n'a ni but ni motifs.

Telle est dans ses traits principaux la manie typique, mais ses symptômes sont loin d'être toujours aussi caractéristiques et aussi violents. Elle présente bien des nuances, depuis les formes légères jusqu'à celle dont je viens de faire le tableau. Très souvent enfin, la manie est précédée d'une phase initiale de dépression mélancolique.

Deux exemples bien remarquables de manie sont Roland et Ophélia. Chacun les connaît, et si je leur consacre quelques lignes, on ne pourra pas m'accuser de faire d'indiscrètes personnalités.

La folie de Roland est une folie furieuse ; l'Arioste l'annonce dès sa première page : « Je dirai de Roland des choses que ni les vers, ni la prose n'ont jamais racontées, de Roland qui jouit de la réputation d'un sage jusqu'au moment où l'amour, troublant ses esprits, le rendit furieux... » Nous avons vu plus haut le premier acte de délire du paladin, sa désertion nocturne du camp de Charlemagne pour se mettre à la recherche d'Angélique. Après mille péripéties, flottant encore entre le délire et la raison, qui par moments reprend soudain ses droits, le chevalier trouve enfin des traces d'Angélique, mais quelles traces!... La preuve, écrite sur des rochers et sur l'écorce des arbres, que son amante a trahi la foi jurée pour suivre l'obscur et indigne Médor. Roland éperdu « n'en croyant pas le témoignage de ses yeux, reste d'abord aussi immobile que le rocher qu'il contemple, l'esprit et les yeux fixés sur ces odieux caractères », puis il s'enfuit dans les forêts. Le lendemain son mauvais destin le ramène dans ces lieux néfastes et à la vue de ces fatales inscriptions qui lui rappellent sa douleur et sa honte, il tire son épée, les met en pièces, puis tombe épuisé, comme privé de vie, sur le sol où il reste étendu trois jours et trois nuits sans faire un mouvement.

« Le quatrième jour enfin, continue le poète, il se releva furieux et il arracha l'une après l'autre les différentes pièces de son armure, qu'il jeta de tous côtés. Ici il laisse son casque, plus loin on rencontre sa cuirasse ou son bouclier. Il déchire ensuite ses vêtements et fait voir à nu ses bras nerveux et sa poitrine robuste. Alors commença cette épouvantable folie qui n'eut et qui n'aura jamais rien d'égal. Sa rage et sa fureur lui troublèrent les sens au point de lui faire oublier son épée, mais sa prodigieuse vigueur n'avait besoin ni de cette arme ni d'aucune autre, comme il le prouva en arrachant un pin de la première secousse. Il en déracina ensuite plusieurs autres qui ne résistèrent pas plus à ses mains vigoureuses que l'humble bruyère à la main du jardinier. »

Après cela vient ce fantastique voyage au cours duquel le malheureux insensé, toujours sans armes et entièrement nu, se précipite furieux sur tous les êtres vivants qu'il rencontre, gens ou bêtes ; il arrache la tête aux uns, fend les autres en deux par la seule force de ses poignets, tue les bœufs et les chevaux à coups de poing, lutte avec les ours dont il mange les entrailles palpitantes, traîne après lui pendant des journées entières sa jument morte de fatigue, et enfin, au risque d'y périr, traverse à la nage le détroit de Gibraltar.

C'est bien là un accès de manie, tableau magistral montrant tout le génie de l'Arioste ; le délire, les illusions sensorielles, la perte de la conscience, le décousu et la violence des actes, rien n'y manque. La guérison seule n'est pas conforme aux données de l'expérience. Roland recouvre subitement la raison, tandis que dans la réalité la lucidité et le calme ne reviennent que peu à peu. Mais c'est là une erreur fort pardonnable à un poète.

Toutes les manies, je viens de le dire, n'ont pas le caractère de la violence et de la fureur. Il en est de plus calmes dans lesquelles l'incohérence du délire et la confusion du monde réel avec celui des hallucinations ne poussent cependant pas moins le malade aux propos insensés et aux actes extravagants.

Telle est Ophélia. Chez elle pas plus que chez Roland le délire n'éclate subitement, ce qui est bien naturel. Il est précédé d'une phase de dépression produite par les doutes que son père et son frère cherchent à faire pénétrer dans son esprit sur la sincérité des sentiments d'Hamlet. Polonius lui reproche même à elle, l'incarnation de la pureté, de ne pas mettre dans sa conduite « toute la délicatesse qui convient à ma fille et à votre honneur ».

Rien ne peut la froisser davantage qu'un semblable reproche, mais en fille soumise elle se conforme aux volontés de son père et refuse désormais les lettres d'Hamlet. Puis vient la scène dans laquelle celui-ci la traitant avec une insultante ironie l'accuse de se farder, lui affirme qu'il s'est joué d'elle, qu'il ne l'a jamais aimée, et enfin lui conseille d'entrer au couvent pour mettre sa vertu à l'abri.... C'en est trop ; elle voit bien que son amant a perdu la raison, mais néanmoins elle se sent blessée à mort.... « Je suis de toutes les jeunes filles la plus malheureuse et la plus désespérée, s'écrie-t-elle ; malheur à moi, d'avoir vu ce que j'ai vu ! »

La mort tragique de son père vient ajouter encore à ce chagrin, et bientôt la scène change brusquement, le délire éclate. Ophelia vêtue de blanc, parée comme pour ses noces, les cheveux en désordre flottant sur les épaules, une couronne de paille et de fleurs sur la tête, pénètre chez la reine en lui criant : « Oh ! la belle reine de Danemark ! » et enfin chante une chanson d'amour qui se termine par un éclat de rire.

C'est bien là le délire du maniaque ; l'oubli de toutes les convenances et du respect de soi-même, la perte de la conscience sont caractéristiques. Ophélia devrait pleurer sur Hamlet devenu insensé, sur son amour perdu, et elle chante, elle se pare pour ses noces, elle se couronne de fleurs et de brins de paille.

Elle pleure bien. il est vrai, sur son père

mort, mais ce douloureux souvenir n'est qu'un intermède de sa folie, une preuve de plus de l'incohérence et de la versatilité de ses conceptions.

Cependant le dénouement approche. Dans son délire la jeune fille insensée, toujours chantant et toujours couronnée de fleurs, veut, sans doute pour préparer une fête, suspendre une guirlande aux branches d'un saule penché sur l'eau, « mais, raconte la reine à Laerte, une branche fatale, à laquelle elle se retenait, se rompt; elle tombe, sa guirlande à la main, dans le malheureux ruisseau. Ses robes enflées l'ont soutenue quelque temps sur l'onde comme une naïade, et ainsi portée elle chantait des fragments d'antiques ballades, insensible à elle-même et à son malheur. Mais cela ne pouvait durer longtemps, et ses vêtements, appesantis par les eaux dont ils étaient pénétrés, ont entraîné l'infortunée dans la mort, laissant sa mélodieuse chanson interrompue.... »

L'épilogue du drame est la discussion des deux fossoyeurs sur la question de savoir où doit être enterrée Ophelia : en terre bénie, dans le cimetière, ou bien au lieu où l'on jette les criminels et les suicidés ? Question fort oiseuse puisque même si la mort avait été volontaire, la pauvre insensée ne saurait en être rendue responsable.

Une variété de la manie très importante au point de vue médico-légal est la *manie transitoire* ou suraiguë dans laquelle l'accès éclate subitement, au milieu de la santé la plus parfaite, dure de vingt minutes à six heures au plus et se termine par un profond sommeil dont l'individu se réveille tout à fait lucide et sans aucun souvenir de ce qui s'est passé. Le délire toujours intense, souvent furieux, pousse le malade aux actes les plus violents. La manie transitoire est probablement due à une congestion cérébrale.

Les autres variétés de la manie rentrent trop dans le domaine médical pour nous arrêter ici.

4° DÉLIRE SYSTÉMATISÉ.

Tandis que dans la manie l'enchaînement des idées est rompu, la conscience perdue et que la violence de l'activité motrice reflète au dehors le tourbillon désordonné des conceptions, dans le délire systématisé, au contraire, la conscience conservée et le cours plus calme des conceptions permettent l'enchaînement logique des idées et l'assimilation des impressions fournies par le monde extérieur. En un mot les prémisses du raisonnement sont fausses, mais l'intégrité du mécanisme intellectuel laisse le malade capable d'en déduire logiquement des conclusions erronées.

Ce malade peut, malgré l'extravagance de ses idées, avoir la notion juste du temps et du lieu, des personnes et des choses, parler et se conduire avec toutes les apparences de la raison aussi longtemps qu'on ne touche pas aux points qui font l'objet de son délire ou qu'il dissimule celui-ci.

Chez le délirant systématisé, on le voit donc, l'intelligence n'est pas obscurcie ou affolée dans son ensemble comme dans la manie ; les facultés que n'a pas envahies le délire continuent à fonctionner avec ordre, et l'individu paraît aliéné seulement en partie. Ici se placent certaines de ces formes appelées précédemment délires partiels, ou monomanies. Admettant un jeu isolé de chacune de nos facultés, on supposait que l'une d'entre elles pouvait être atteinte seule, l'esprit restant sain d'ailleurs ; et c'est ainsi qu'on fut conduit à admettre les monomanies du vol, de l'homicide, de l'incendie, etc.

Aujourd'hui cette théorie est hors de cours; nos facultés forment un tout harmonique dont les différentes parties sont solidaires; aucune ne saurait souffrir sans que les autres s'en ressentent. La science moderne n'admet plus les monomanies, et si ce mot s'emploie encore quelquefois, c'est par habitude, sans entraîner la reconnaissance des états qu'il désignait autrefois.

Les conceptions délirantes du délire systématisé n'en forment pas moins, il est vrai, comme un chapitre en apparence distinct dans la vie intellectuelle du malade. Contrairement aux conceptions de la manie, incohérentes et variables comme les images du kaléidoscope, elles sont fixes, varient très peu et s'enchaînent logiquement les unes aux autres. Le malade, à mesure qu'elles naissent et prennent corps, les combine de telle façon avec les anciennes qu'il en vient peu à peu à échafauder tout un système d'apparence logique, mais à base fausse, d'où vient le nom de délire systématisé.

Dans cette classe, très nombreuse, se trouvent les « toqués », les excentriques, tous les inventeurs qui ont trouvé la quadrature du cercle, le mouvement perpétuel, les alchimistes, les individus atteints de folie orgueilleuse, de folie religieuse, et enfin, surtout, la grande phalange des persécutés. Don Quichotte en est un type; qu'il me soit permis d'y revenir, car il résume à lui seul les principaux symptômes des diverses variétés du délire systématisé.

Et d'abord le genre d'amour que le chevalier de la Manche porte à la dame de ses pensées a un nom dans la science. C'est l'*éroto-manie* des aliénistes, qui consiste à se croire aimé d'une personne presque toujours placée très haut dans la société, et à tout rapporter à cet amour, amour romanesque, d'une sentimentalité extrême, puéril dans son expression, mais chaste et platonique. Ce sont d'ordinaire des princes beaux comme le jour ou de nobles châtelaines qui hantent le cerveau de ces pauvres malades, et je dis « cerveau » à dessein, car ces amours-là résident dans la tête et non dans le cœur. Le malade s'entretient avec l'objet de sa flamme, lui adresse en vers ou en prose des épîtres où l'enflure de la forme ne le cède qu'à la pauvreté du fond ; il se pare pour les noces et pendant des années, pendant toute sa vie, attend avec une imperturbable confiance le jour heureux qui verra couronner sa fidélité.

L'érotomanie doit donc être soigneusement distinguée des formes dans lesquelles une exagération désordonnée des instincts sensuels est le trait caractéristique de la maladie, et détruit avec le sens moral toute pudeur et toute retenue. Le chevalier de la Manche dit lui-même à Sancho : «Je suis amoureux, il est vrai, mais en tant que ma profession de chevalier m'y oblige, et non au delà. Je ne suis pas un de ces amants qui n'ont que la volupté pour objet, mais un amant chaste et continent ».

Je viens de dire que l'érotomane rapporte tout à son délire, mais il n'est pas seul à présenter ce symptôme caractéristique du délire systématisé en général. Tout ce qui arrive, les événements les plus communs ou les plus extraordinaires, la pluie qui tombe, un chat qui passe ou une comète apparaissant au ciel, sont tout de suite interprétés par l'aliéné comme des faits le visant personnellement. Un vieillard, qui s'accusait d'une série de crimes imaginaires, prenait chaque orage pour l'avant-coureur d'un cataclysme destiné à faire périr le monde à cause de ses forfaits. Un article de journal est pour beaucoup une allusion à leur état. Un homme qui passe dans la rue est un espion chargé de surveiller leurs moindres gestes; le chant des oiseaux se transforme en moqueries à leur adresse. Un persécuté voyait partout les gens lui montrer des linges blancs pour le narguer; une jeune fille qu'il ne connaît pas tire par hasard en passant près de lui son mouchoir de sa poche... il la poignarde sur le trottoir.

Ce symptôme n'a pas échappé au génie de Cervantes; la scène des deux petits garçons et du lièvre est typique. A l'entrée du pays don Quichotte vit sur la place qui sert à battre le grain deux petits garçons qui se querellaient; l'un disait à l'autre: «Tu as beau faire Périquillo, tu ne la reverras de ta vie.» «Sancho, s'écrie notre chevalier, entends-tu ce que dit ce drôle? «Tu ne la reverras de ta vie.» Cela signifie que je ne reverrai pas Dulcinée.» Sancho allait riposter, mais il en fut empêché par la vue d'un lièvre que des chasseurs poursuivaient avec des lévriers. La pauvre bête effrayée vint se réfugier entre les jambes du grison; l'écuyer la saisit et la présenta à son maître qui murmura entre ses dents : « *Malum signum, malum signum!* un lièvre fuit, des lévriers le poursuivent et Dulcinée ne paraît point! »

De cette tendance de l'aliéné à tout rapporter à soi et à s'envisager en quelque sorte comme un centre autour duquel tourne le monde dans lequel il vit, il faut rapprocher celle qui consiste à se faire de soi-même, de sa valeur, de ses facultés et du rôle qu'on joue dans la société, une idée exagérée. C'est ce symptôme que les aliénistes désignent sous le nom d'exaltation du moi. Nous l'avons vu plus haut apparaître aux premiers degrés de la manie, mais tandis que là il disparaît bientôt dans le chaos des conceptions, dans le délire systématisé, au contraire, il s'accentue toujours davantage et souvent finit par donner à l'affection son cachet spécial. Elle prend alors le nom de monomanie d'orgueil ou folie ambitieuse.

Ce *délire ambitieux* peut porter sur toutes les choses que l'homme a l'habitude d'envisager comme l'idéal du bonheur : naissance illustre, richesses, haute position sociale, gloire, honneurs, puissance illimitée, immortalité... « Je sais, dit don Quichotte à Pierre Alonzo, son voisin, je sais qui je suis, et je sais de plus que je puis être non seulement ceux que j'ai dit, mais encore tout à la fois les douze pairs de France et les neuf preux, puisque toutes leurs actions réunies ne sauraient égaler les miennes... A moi sont réservées les grandes actions et les périlleuses aventures ; c'est moi qui doit faire oublier les chevaliers de la Table-Ronde, les neuf preux, les Olivantes, les Belianis, les Plater, les Phébus et tous les chevaliers errants des temps passés. » Plus loin il en vient même à se demander si lui aussi n'est pas le rejeton d'une race illustre égale à celle de la princesse imaginaire dont il demandera un jour la main. « Aussi, dit-il à son écuyer, je ne vois pas pourquoi en étudiant l'histoire de ma race, on ne parviendrait pas à découvrir que je suis le sommet d'une de ces pyramides à base auguste, c'est-à-dire le dernier rejeton de quelque empereur, ce qui devra alors décider le roi mon futur beau-père à m'agréer sans scrupule pour gendre... »

Soit dit par parenthèse, le chevalier des Lions, comme il se nomme à cette période de son odyssée, fait ici, par la pensée, une bien

grosse infidélité à madame Dulcinée du To-
boso : exemple frappant de ces étranges in-
conséquences de l'esprit humain malade... ou
bien portant.

Les asiles sont remplis de malheureux qui,
reniant leurs parents, se prétendent enfants
de têtes couronnées. Un malade se croyait le
roi Salomon, un autre le fils de Dieu. Une
jeune fille voulait qu'on l'adorât comme la
Vierge Marie, et une de mes malades me donnait chaque matin un bon de deux millions,
que je n'ai, malheureusement, jamais pu né-
gocier.

La *folie religieuse,* dans laquelle le délire
porte essentiellement sur les choses de la foi,
transporte le malade dans le monde de l'ex-
tase et des visions célestes. Il est en communication directe et personnelle avec Dieu, entend sa voix, reçoit ses ordres ; les anges lui
chantent leurs plus beaux cantiques, il est
déjà un des leurs. Les choses d'ici-bas ne le
regardent plus, et toujours à genoux il passe
son temps dans l'adoration et la prière.

Souvent ces malades, imitant les fanatiques
de l'Inde, font un vœu quelconque pour être
agréables à Dieu, se livrent à des pratiques

de jeûne et de macération, se mutilent même de diverses manières.

C'est l'exaltation religieuse poussée à son paroxysme qui a produit les épidémies de troubles intellectuels qu'on voit naître à toutes les époques de l'histoire : ces bandes d'enfants qui au moyen âge parcouraient l'Allemagne en chantant des cantiques, les convulsionnaires, les trembleurs, les sauteurs et d'autres encore.

Mais tous les malades atteints de délire systématisé ne nagent pas dans le bonheur que procurent de fantastiques illusions. D'autres, et c'est le grand nombre, sont au contraire des êtres fort à plaindre. Chez eux le délire est dépressif avec un contenu désagréable. C'est la grande classe des aliénés en proie au *délire des persécutions,* une des formes de la folie les plus fréquentes et les plus graves au point de vue des dangers que les malades font courir à la société.

Le nom dit la chose, et le caractère distinctif de cette forme d'aliénation est que les malades se croient, de la part d'ennemis acharnés, l'objet de persécutions occultes et mystérieuses. Ils sont persuadés qu'on les regarde de mauvais œil, qu'on les méprise, qu'on se moque d'eux, qu'on en veut à leur vie, à leurs biens, à leur honneur. Ils entendent des voix les accusant de crimes qu'ils n'ont pas commis, des voix qui les menacent, les insultent, leur prédisent la prison, la mort, l'échafaud ; ce sont aussi des bruits insolites, des chuchottements, des sifflements. Des hallucinations de la vue leur montrent des figures suspectes, des gens qui font des grimaces, des gestes et des signes menaçants ou mystérieux.

Des sensations nerveuses anormales font croire au malade qu'on l'électrise ou le magnétise, que des influences physiques inexplicables mais trop certaines s'exercent sur lui. Beaucoup pretendent qu'on s'amuse à leur infliger des souffrances corporelles, qu'on leur tord les entrailles, qu'on cherche à les mutiler, à leur arracher les membres, à les aveugler, à leur faire perdre l'ouïe.

Symptôme plus pénible encore : un grand nombre de ces malheureux sont persuadés qu'on entend leurs pensées, qu'on les répète à côté d'eux, qu'on leur dicte des paroles qu'ils voudraient ne pas prononcer. Ils ne peuvent pas dire un mot, ni faire un mouvement sans que leurs ennemis en soient aussitôt informés.

Le persécuté comme le mélancolique cherche à s'expliquer ses malaises, ses sensations étranges, ses illusions sensorielles, et ne pouvant pas les interpréter d'une façon naturelle, ne se sentant pas malade, il en cherche la cause dans le monde de l'invisible et du surnaturel; aussi tout dans son délire porte le cachet de l'étrangeté et du mystérieux. Ce sont des machinations ténébreuses, des trames occultes ourdies par le démon, par les puissances de l'air, par les sorciers, par la magie ou les sociétés secrètes. Beaucoup de malades se croient victimes des Jésuites, de la Franc-maçonnerie, de la police secrète.

Partant de là le persécuté, comme don Quichotte, ne s'étonne de rien; les explications extravagantes que lui suggère son délire le satisfont pleinement; il est victime de la magie et des sortilèges, dès lors tout est possible.

C'est surtout aux persécutés que s'applique ce que j'ai dit plus haut de la parfaite similitude du délire dans tous les cas de même genre. Leurs mots et leurs expressions sont si caractéristiques qu'une seule phrase ou seule ligne suffisent pour le diagnostic. « On m'en veut. » « Ils sont là. » « Vous les entendez aussi bien que moi. » « Si je parle on me contrefait ; si je ne parle pas on me pousse à la dernière pour que je parle. » « On m'a mis des yeux de serpent. » « On m'a ouvert l'entendement pour que j'entende bien tout ce qu'on me fait. » « On ne cesse de me tourmenter par les petits moyens. » « On répète constamment mes pensées à haute voix, derrière moi ; on les photographie. » Ce genre d'expression ne fait jamais défaut dans le délire des persécutions, et si l'on a pu dire qu'une ligne de son écriture suffisait pour faire pendre un homme, on pourrait ajouter qu'une seule de ces phrases permet à l'aliéniste de fixer son opinion.

Caractéristique est, entre autres, ce terme de « petits moyens » exemple typique de ces mots inventés par l'aliéné pour exprimer des sensations et des impressions que le langage ordinaire est impuissant à rendre ; et l'aliéné seul peut les trouver.

Les expressions dont fourmillent les *Confessions* de J.-J. Rousseau sont sous ce rapport bien remarquables : « Les planchers sous lesquels je suis ont des yeux, les murs qui m'entourent ont des oreilles ;... environné d'espions et de surveillants malveillants... Mais le

temps me gagne, les espions m'obsèdent...
Sitôt que j'ai rapproché l'un de l'autre deux
amis que j'avais séparément, ils n'ont jamais
manqué de s'unir contre moi... Les grandes
huées de la coterie holbachique... De quel
œil pouvais-je voir sa conduite fausse et mys-
térieuse?... J'aspirais au moment d'être libre
et d'échapper à mes ennemis... Il a besoin
surtout que je sois environné de ténèbres im-
pénétrables et que son complot me soit toujours caché, sachant bien qu'avec quelque art
qu'il en ait ourdi la trame, elle ne soutien-
drait jamais mes regards... Je sentis les premiers effets de ce système par les sourdes accusations de la coterie holbachique sans qu'il
me fut possible de savoir, ni de conjecturer
même en quoi consistaient ces accusations... »

Je n'en finirais pas si je voulais citer tous
les passages de même nature ; plus on avance
dans les *Confessions*, plus ils deviennent nombreux et caractéristiques. Le pauvre Rousseau
ne parle plus que de mystères, d'ennemis secrets, d'espions, de complots, et tout en admettant qu'une partie de ces persécutions
pouvait être réellement le fait des ennemis
qu'il s'était attirés, il est impossible de ne pas
reconnaitre qu'il tombe toujours plus dans le

délire systématisé. Lui-même un instant paraît avoir une conscience très nette de son état mental maladif... « J'écrivais lettres sur lettres à Guy, à M. de Malesherbes, à Mme de Luxembourg, dit-il au Livre XI, et les réponses ne venant pas, ou ne venant pas quand je les attendais, je me troublais entièrement, je délirais. Malheureusement j'appris, dans le même temps, que le P. Griffet, jésuite, avait parlé de l'Émile, et en avait même rapporté des passages, à l'instant mon imagination part comme un éclair et me dévoile tout le mystère d'iniquité ; j'en vis la marche aussi clairement, aussi sûrement que si elle m'eût été révélée. Je me figurai que les Jésuites... Il est étonnant quelle foule de faits et de circonstances vint dans mon esprit se calquer sur cette folie et lui donner un air de vraisemblance. »

Mais ce ne fut qu'un éclair et les idées fixes ne tardèrent pas à revenir plus puissantes que jamais. Deux pages plus loin déjà, le philosophe s'exprime de nouveau en ces termes : « Aujourd'hui même que je vois marcher sans obstacle à son exécution le plus noir, le plus affreux complot qui ait jamais été tramé contre la mémoire d'un homme... » Le mal était incurable.

L'aliéné persécuté est dangereux entre tous, se croyant de bonne foi en état de légitime défense, il commet de sang-froid les actes les plus violents pour sauver sa vie menacée ou se venger des persécutions dont il est la victime. Un vieillard de soixante-dix-neuf ans est depuis plusieurs années convaincu que ses enfants cherchent à se débarrasser de lui en l'empoisonnant au moyen de drogues qui le font vomir et lui brûlent les entrailles. La famille tient un restaurant dans lequel, un dimanche soir, un prestidigitateur vient donner une représentation. Ce jour-là, le vieux n'avait depuis vingt-quatre heures avalé que de l'eau claire, crainte de poison, et quand le prestidigitateur entre, il l'entend dire à demi-voix : — Ah ! il n'est pas encore mort ! — Prenez-le avec vous, réplique la maîtresse de la maison, vous le colporterez où vous voudrez, pourvu que nous en soyons débarrassés. — Plus tard, après la représentation, le vieillard étant resté un moment seul avec une de ses petites-filles, il la supplie de venir à son secours, mais elle lui répond : « Va-t-en au diable, vieille bête. » Lui alors sort de dessous ses vêtements un long stylet, qui depuis long-temps ne le quittait plus, et le lui enfonce dans le dos. Une minute après elle était morte.

Quelquefois le persécuté se suicide pour échapper à ses ennemis. J'en ai connu un, homme très intelligent d'ailleurs, qui était persuadé que son médecin le tenait, au moyen du magnétisme, sous sa domination absolue. Voulant en finir et se venger, il se mettait de sa fenêtre, une carabine à la main, à l'affût de son prétendu persécuteur, mais l'idée du meurtre lui répugnait tellement qu'il n'eut jamais le courage de presser la détente. Il finit par se tuer lui-même pour ne pas devenir assassin.

On a des exemples de médecins, de médecins aliénistes entre autres, tués par leurs malades, et les sociétés d'assurance n'assurent pas ces derniers au même taux que leurs confrères.

Une variété bien déterminée du délire systématisé est le *délire de la chicane, Querulanten-Wahnsinn* des Allemands. Celui qui en est atteint, condamné une première fois pour un délit quelconque, une simple peccadille de police peut-être, ou dans une cause civile, oubliant que l'homme raisonnable a seulement vingt-quatre heures pour maudire ses juges et se croyant la victime d'un jugement inique, part de là pour entamer une série interminable de recours et de procès absurdes. Condamné et débouté partout, il s'en prend bientôt aux juges eux-mêmes, à toutes les autorités, remplit le monde et la presse de ses doléances, et comme le monde ne prend pas son parti, il accuse enfin la société tout entière d'être liguée contre lui. Il harcèle les magistrats de lettres et de plaintes auxquelles s'ajoutent bientôt des injures et des menaces. Les condamnations que celles-ci lui attirent fournissent un nouvel aliment à ses idées fausses, et perdant tout équilibre, il tombe dans le délire le plus caractérisé pour échouer finalement à l'asile, où ses plaintes incessantes, ses calomnies, ses recours, ses mensonges et son influence déplorable sur d'autres malades mettent à une dure épreuve la patience du personnel.

Le délire systématisé ne se traduit pas seulement par des conceptions délirantes. Chez certains malades le trouble cérébral revêt la forme *d'obsessions*, c'est-à-dire de pensées fixes, toujours les mêmes qui s'imposent à l'esprit malgré tous ses efforts pour s'en débarrasser. Les idées les plus pénibles peuvent ainsi usurper dans le cerveau une place qui ne leur était point destinée ; convives importuns, elles le hantent comme des fantômes que rien ne peut chasser. Les malades de cette catégorie sont souvent tourmentés de pensées obscènes, de l'irrésistible besoin de proférer en eux-mêmes des blasphèmes qui leur font horreur. Un homme ne peut pas se trouver dans une grande assemblée, à l'église ou au théâtre, par exemple, sans se demander : Qu'arriverait-il si je tirais un coup de pistolet ?

Chez beaucoup l'obsession revêt la forme d'une crainte ; crainte de toucher du poison, d'être souillé par le contact des choses, crainte que ce chien qui vient là ne soit enragé, crainte de faire du mal, d'être poussé involontairement à des actes absurdes. Tous ces états sont des plus pénibles.

Certains aliénés sont irrésistiblement poussés à se poser sans cesse la même question : Pourquoi suis-je né ? Quelle est la destinée de l'homme ? La question se rapporte parfois aux choses les plus puériles, ou bien l'individu éprouve le besoin de compter les fenê-

tres des maisons, les barreaux d'une grille,
les fils télégraphiques, pour voir s'ils sont en
nombre pair ou impair, de tirer des présages
des choses les plus futiles.

C'est là ce qu'on a appelé la *folie du doute*,
qui existe en germe chez des gens très normaux. Je connais un homme parfaitement
équilibré, qui depuis l'établissement des chemins de fer s'amuse à additionner les chiffres
composant les numéros des wagons pour voir
les combinaisons auxquelles se prête le total.

Enfin, certains déséquilibrés sont obsédés
de l'envie irrésistible de commettre des actes,
graves ou puérils, qui n'ont ni but, ni motifs :
actes impulsifs; c'est l'obsession en action.

5° ÉTATS D'AFFAIBLISSEMENT. DÉMENCES.

Les diverses formes de trouble mental que
nous venons de passer en revue ne présentent pas, en faisant, bien entendu, abstraction
des faiblesses congénitales, d'affaiblissement
proprement dit. Elles peuvent y conduire et
elles y conduisent en effet souvent, mais le
malade que quitte l'angoisse, qui retrouve le
calme et la lucidité, retrouve aussi ses facultés intactes. Elles ont été momentanément

obscurcies et voilées par le délire, mais elles ne sont pas détruites; la mémoire, la réflexion, le jugement, n'ont subi aucune atteinte. On peut comparer le convalescent qui en reprend possession à l'homme sain qui, en se réveillant, retrouve, au sortir du monde des songes, sa raison mise en quelque sorte de côté pendant le sommeil.

Ainsi vient la guérison, mais dans les cas où elle ne se produit pas, soit à cause de l'ancienneté du mal, soit parce qu'il était dès l'abord incurable, les facultés intellectuelles restées dans l'origine intacte sous le délire, finissent par être atteintes d'une manière irréparable.

Alors d'aiguë qu'elle était, la maladie passe à l'état chronique; l'enfièvrement de la pensée diminue, les transports passionnels et affectifs s'émoussent, l'activité motrice rentre dans de justes limites, l'impression que font les troubles sensoriels perd de son intensité. L'habitude aidant, le malade, tout en restant aussi égaré et aussi halluciné, retrouve un calme relatif, et tandis qu'il devient en quelque sorte indifférent à son délire, les manifestations extérieures de celui-ci s'apaisent. Le volcan en éruption s'éteint peu à peu, le fleuve débordé rentre dans son lit; mais l'intelligence est désormais mutilée; les terrains brûlés par la lave ou recouverts de graviers restent incultes pour toujours.

Cet état d'affaiblissement succédant aux formes aiguës de la folie qui n'a pas trouvé sa guérison s'appelle la *démence*, démence secondaire ou terminale. C'est l'extinction graduelle, parfois très lente mais fatale, des facultés : mémoire, réflexion, jugement, sentiments affectifs; c'est la faillite dont j'ai parlé plus haut au chapitre de la faiblesse intellectuelle. On ne doit donc pas confondre la démence prise dans ce sens spécial avec la démence synonyme de folie en général; ce sont, on le voit, deux choses bien différentes.

Le trait caractéristique de la démence est ainsi l'affaiblissement, mais il est difficile d'en tracer un tableau général exact, car elle offre presque autant de nuances que d'individus. Tantôt la mémoire est perdue en partie ou en totalité; le dément n'a plus alors la notion du temps; il ne sait plus s'il est marié, s'il a des enfants, comment il se nomme. Tantôt les sentiments affectifs sont éteints, et le malade, indifférent à tout ce qui l'intéressait autrefois, ne s'inquiète plus ni des siens, ni de ses affaires, ni de sa situation. Chez un troisième, la volonté fait absolument défaut; apathique et incapable d'aucune énergie propre, il se laisse vivre sans penser à rien. Chez tous on observe des lacunes dans le raisonnement, de la puérilité, de la tendance à s'isoler du monde réel, une diminution de l'impressionnabilité sensorielle et affective, de la paresse intellectuelle, une incapacité croissante de former et d'utiliser des conceptions d'un ordre tant soit peu relevé. C'est un arbre dont les racines périssent; il se couvre de mousse, ses branches sèchent les unes après les autres, et si quelques-unes sont encore intactes en apparence, le manque de sève ne tardera pas à les atteindre.

La démence toutefois n'est pas toujours secondaire ou terminale; elle apparaît souvent d'emblée, sans être précédée d'une autre forme non guérie d'aliénation. L'affaiblissement psychique est alors son premier symptôme, expression de troubles organiques du cerveau (inflammation lente, atrophie, épaississement des méninges, dégénérescence des parois des vaisseaux sanguins, etc.), qui n'existent pas dans les formes aiguës de la folie, ou n'y apparaissent que beaucoup plus tard dans les cas où, comme nous venons de le dire, ces affections aboutissent à la démence terminale.

Le propre de ces démences primordiales [1] est donc d'être le résultat d'une affection matérielle du cerveau toujours appréciable, et c'est pour cela qu'on leur a donné le nom de *démences organiques*. Ce ne sont au fond pas des affections mentales proprement dites, des psychoses franches, et cependant, chose remarquable, ce sont précisément les seules formes dans lesquelles il y ait un rapport certain à peu près constant entre la lésion anatomique et le trouble intellectuel. Autrement dit, en présence d'une de ces démences, on peut deviner presque à coup sûr quelles altérations l'autopsie révélera, tandis que dans les folies proprement dites cela est impossible.

Les deux principales variétés de ce genre de démence sont la démence sénile et la démence paralytique.

La *démence sénile* vulgairement appelée « enfance » est connue de chacun. Elle est le

---

[1] Je n'emploie pas à dessein le terme de « démence primaire », ces mots désignant une forme spéciale et curable de mélancolie stupide, à laquelle il eût été bien plus convenable de donner n'importe quel autre nom.

résultat d'une évolution quasi physiologique du cerveau qui, par suite de l'affaiblissement général de la force vitale et de troubles circulatoires, s'atrophie peu à peu. C'est la maladie du roi Lear, la même que Shakespeare dans une autre pièce décrit si bien en quelques lignes. Dans le *Conte d'Hiver*, Polixène demande à Florizel : « Votre père n'est-il pas devenu incapable de gérer ses affaires? N'est-il pas tombé en enfance par l'effet des années et des infirmités? Peut-il parler, entendre, distinguer un homme d'un autre ? Administre-t-il son bien ? N'est-il pas gisant dans son lit, incapable de faire autre chose que ce qu'il faisait dans sa première enfance? »

Le père de Florizel est à la dernière période de l'affection qui l'emmènera bientôt, mais chez le roi Lear nous en voyons le commencement indiqué par cette idée bizarre de vouloir de son vivant se dépouiller de tout et partager son royaume entre ses trois filles.

Le vieillard devient volontiers entêté, son jugement s'affaiblit, et le vieux roi ferme obstinément l'oreille aux sages conseils de son fidèle Kent, qui cherche en vain à lui représenter l'imprudence de sa détermination. Il se met en fureur contre sa fille cadette Cordelia qui, tandis que les deux autres lui mentent hypocritement au visage, l'assure dans les termes les plus touchants de son affection filiale.

Un des premiers symptômes de la démence sénile est la perte de la mémoire, de la mémoire des faits récents surtout. Le vieillard se répète, fait plusieurs fois de suite la même question, oublie ce qu'il a fait hier, lit deux fois le même journal, tandis qu'il parle encore avec une entière présence d'esprit des choses du passé, du temps de sa jeunesse de préférence. Puis, l'état s'aggravant, il ne sait plus les noms, les dates et, se croyant de nouveau jeune, confond les générations, prend les enfants pour leurs parents. Une vieille dame prenait son mari pour son père, tandis que celui-ci la croyait sa sœur. — « Femme, combien avons-nous d'enfants ? » disait un vieillard. — « Êtes-vous notre fille? demande Lear à sa fille aînée. Je voudrais approfondir.... A en juger par les lumières de la raison et de la réflexion je pourrais m'être faussement persuadé que j'eusse des filles... Votre nom, belle princesse ? »

Souvent le cerveau affaibli du vieillard devient aussi le jouet d'hallucinations. Beaucoup ont des frayeurs, entendent des voleurs qui viennent piller la maison, ou voient des gens qui cherchent à leur faire du mal. Ils peuvent alors devenir très pénibles pour leur entourage, sont dans une agitation extrême, errent nuit et jour dans la maison pour chasser les voleurs, injurient et frappent les personnes qui les soignent.

La *démence paralytique* ou ramollissement cérébral, revêt aussi comme caractère fondamental un affaiblissement progressif de l'intelligence dans son ensemble, affaiblissement auquel s'ajoutent deux ordres de symptômes spéciaux : *A)* le caractère particulier du trouble mental et *B)* une paralysie envahissant peu à peu tous les muscles du mouvement volontaire.

A. Tandis que dans les démences séniles et terminales le trouble intellectuel est presque exclusivement négatif, c'est-à-dire consiste dans les lacunes et les défectuosités signalées plus haut, dans la démence paralytique, au contraire, il revêt le caractère de l'exaltation du moi déjà mentionnée au chapitre du délire systématisé. Le malade tombant en plein dans les idées de grandeurs et richesses perd toute mesure, et les chiffres les plus fantastiques, les superlatifs les plus expressifs sont à peine suffisants pour exprimer le bonheur dont il jouit. Il est roi, empereur, Dieu lui-même; il est immortel; il possède les trésors du monde entier, peint mieux que Raphaël, compose des opéras laissant bien loin derrière eux les misérables partitions des grands maîtres. L'un a des palais de diamant dans lesquels des chevaux de quinze pieds de haut sont attachés par des chaînes d'or à des râteliers d'ivoire. Un autre est entouré de millions de femmes d'origine illustre et de milliards d'enfants beaux comme le jour et tous princes.

Tout est immense, incommensurable dans ce délire, mais tout aussi porte le cachet de l'affaiblissement, de l'inconséquence et de la puérilité. J'ai vu plusieurs de ces malheureux terminer invariablement l'énumération de leurs richesses et de leur puissance par cette humble requête : « N'auriez-vous pas, Monsieur, un petit bout de cigare à me donner? »

B. Les symptômes paralytiques ont leur cachet spécial. Ils arrivent lentement, insidieusement, attaquant d'abord la parole qui devient lourde, embarrassée, puis les jambes que le malade traîne avec peine et qui bientôt ne peuvent plus le porter. Enfin, avec les progrès du mal, il devient gâteux, oubliant les soins de propreté les plus élémentaires.

Le dément paralysé est de toutes façons l'être le plus déchu qui se puisse imaginer, mais il a une compensation : il ne souffre pas. Le délire de quelques-uns, il est vrai, est de nature dépressive, mais c'est là une grande exception.

Le ramollissement cérébral, fréquent chez l'homme, est, en revanche, rare chez la femme. Sa marche, je l'ai déjà dit, est d'ordinaire très insidieuse et c'est ce qui en fait la grande importance pratique. Au début, en effet, l'exaltation du moi, l'optimisme qui s'emparent du malade, l'idée exagérée qu'il se fait de ses talents ou de ses ressources pécuniaires, le prisme coloré à travers lequel il juge toutes choses, peuvent le pousser à commettre des actes très compromettants pour sa fortune. Beaucoup se lancent dans des spéculations hasardées, dans des jeux de bourse, et leur intelligence n'étant pas à la hauteur de leurs projets, ceux-ci les conduisent bientôt à la ruine. D'autres font des dépenses folles, se bâtissent des palais qu'ils n'ont pas les moyens d'achever. D'autres encore contractent un

mariage ridicule ou compromettant. Tous sont
une proie facile pour les exploiteurs, et tout
cela se produit avant que l'entourage du malade, ses meilleurs amis comme ses plus proches parents, se doutent de la nature mala-
dive d'idées et d'actes qui les surprennent,
qu'ils blâment peut-être, mais qu'ils ne peuvent empêcher. Souvent, lorsque le mal est
enfin reconnu, le dommage est déjà irréparable.

On croit généralement que le ramollissement du cerveau est toujours dû à des excès;
c'est une erreur. Il peut provenir, et provient
le plus souvent, de tout autres causes, par
exemple de blessures et contusions du crâne.

6° FOLIES ALCOOLIQUES.

L'alcool, avons-nous vu, est une cause fréquente de trouble mental, il convient donc
d'en indiquer les formes principales. Ce ne
sont pas, sans doute, des psychoses franches,
de folie proprement dite, mais l'intérêt pratique qu'elles présentent est néanmoins considérable.

L'ivresse à ses degrés divers est trop connue pour qu'il soit nécessaire d'en parler, et

d'ailleurs, quoique un auteur grec l'ait appelée « une courte folie » et Sénèque « une folie volontaire », elle ne rentre pas, malgré bien des symptômes communs, dans le cadre des maladies mentales. Je ne puis toutefois m'empêcher de reproduire, à titre d'intermède, le tableau qu'en a tracé Shakespeare dans *Othello*.

— Va, se dit Cassio à lui-même, bois, perds la raison et parle comme un perroquet, joue au fanfaron, profère menaces et serments, cherche querelle à ta propre ombre, ô toi, invisible esprit du vin, si tu n'as pas encore de nom qui te qualifie, je veux t'appeler démon !

— *Jago*. Quel est celui que vous poursuivez l'épée à la main ? Que vous a-t-il fait ?

— *Cassio*. Je n'en sais rien.

— *Jago*. Est-il possible ?

— *Cassio*. Je retrouve dans ma mémoire une foule d'images, mais confuses et sans suite... une querelle, oui... mais le sujet, rien. Oh ! comment l'homme peut-il introduire dans son sein un ennemi perfide pour y opprimer la raison ! Est-il possible qu'en nous applaudissant, avec joie, délices, volupté, nous nous transformions en brutes ? Être en ce moment un homme sensible, l'instant d'après un frénétique et bientôt un automate ! Oui !

chaque verre donné à l'intempérance est maudit, et c'est une furie qu'on avale avec le vin...

Ce tableau est d'une vérité parfaite, et ce nom si bien mérité de « démon » donné à l'alcool viendrait-il de Shakespeare ?

Le *délirium tremens* ou fièvre chaude, ou encore fièvre des ivrognes, a pour traits principaux, ainsi que son nom l'indique, du délire avec de l'insomnie et un tremblement de tout le corps. Le malade ne sait plus où il est, n'a plus conscience du temps ni du lieu et est tourmenté par des hallucinations, de la vue en particulier. Il voit des animaux de petite taille, des rats, des souris, de la vermine. Toutes ces bêtes courent sur lui par millions ; elles veulent le dévorer, l'étouffer, elles lui entrent dans le corps par toutes les ouvertures, et, dans son épouvante, il fait d'incessants efforts pour s'en débarrasser.

D'autres voient des soldats, des voleurs, des assassins, des gendarmes qui les cherchent pour les conduire en prison. Leurs terreurs les empêchant de dormir, ils sont, quoique harassés de fatigue, dans l'impossibilité de goûter un instant de repos ; aussi beaucoup meurent en peu de temps d'épuisement nerveux.

Le delirium tremens se déclare souvent par suite de la privation subite et absolue de la boisson habituelle. Ainsi, un buveur se casse une jambe, prend une fluxion de poitrine ou tout autre maladie aiguë qui le rend abstinent malgré lui, et aussitôt le délire apparaît, compliquant la situation de la manière la plus grave. C'est pour cela qu'on est obligé de continuer à donner de l'alcool aux ivrognes atteints d'une maladie accidentelle, et de ne les en priver que peu à peu.

Les médecins de la Croix bleue toutefois, qui ont étudié spécialement cette question, affirment que le délirium par abstinence subite ne frappe pas les individus sans cela en bonne santé, et les nombreux exemples de buveurs qui ont signé l'abstinence impunément semblent leur donner raison. On voit cependant le délire éclater chez des ivrognes mis en prison ; le choc moral y serait-il pour quelque chose ?

Le buveur atteint de délirium tremens peut commettre les actes les plus dangereux ; il tue les personnes qui l'entourent, les prenant pour des voleurs ou des assassins ; il allume sa grange pour faire périr la vermine qui remplit la maison.

L'alcoolisme chronique est caractérisé par l'affaiblissement de la volonté, l'émoussement des sentiments affectifs, par la perte du sens moral et des goûts relevé. L'humeur ne souffre pas moins : l'individu devient irritable, morose, susceptible, emporté et se met en colère à la moindre contrariété. Il perd le goût du travail et des récréations honnêtes. Lorsqu'il fait un effort et veut se mettre à l'ouvrage, il n'a plus l'entrain et la facilité d'autrefois. Son sommeil est mauvais, insuffisant, rempli de visions et de cauchemars. Parfois, dans un bon moment, sa conscience lui montre la pente sur laquelle il glisse ; alors, saisi d'angoisse à la vue de sa ruine prochaine, il prend de bonnes résolutions, se jure d'être sobre et de reconquérir sa dignité d'homme... Mais hélas ! serments d'ivrogne ! autant en emporte le vent. Sa volonté est déjà trop affaiblie ; il veut, mais ne peut plus, et pour oublier et s'étourdir il boit de nouveau.

C'est dans ces moments de remords impuissants et de désespoirs stériles que beaucoup d'alcoolisés mettent fin par le suicide à une existence intolérable. Le plus grand nombre toutefois n'ont pas même ce triste courage, et, incapables de résister à leur vice, perdant peu à peu tout sentiment d'honneur et de dignité, abandonnant la lutte, ils arrivent aux derniers degrés de l'abrutissement, jusqu'à ce qu'enfin la désorganisation produite dans tout le corps par l'alcool termine leur lamentable existence.

Telle est l'alcoolisme chronique, mais souvent des troubles intellectuels graves, des accès de délire furieux, des illusions sensorielles, des conceptions délirantes systématisées, des crises épileptiques viennent encore assombrir le tableau, et frapper parfois le buveur d'aliénation pour le reste de ses jours.

Dypsomanie. — Cette affection est une forme spéciale bien curieuse d'alcoolisme dont la place, en bonne classification, serait plutôt au chapitre des manies. Elle consiste en excès revenant par accès périodiques et de nature évidemment pathologique.

Dans l'intervalle entre les accès l'individu n'est pas un buveur, il ne songe pas à boire, il a même parfois pour l'alcool une répugnance sincère et peut passer à côté des boissons les plus alléchantes sans avoir aucune lutte à soutenir pour s'en priver. Mais bientôt vient la période de crise et la scène, alors, change du tout au tout. Cette crise est d'ordinaire annoncée par des malaises physiques et psychiques, par une sensation générale de lassitude, par de la dépression, par des vides d'estomac, de l'angoisse précordiale; puis vient un besoin irrésistible d'alcool, et le malheureux que toute énergie a abandonné, se jette à corps perdu dans la boisson. Une fois là, rien ne l'arrête, aucune considération n'est assez puissante pour le retenir, il faut qu'il boive, et il vendra le lit de ses enfants pour se procurer de l'argent.

Ce qui prouve bien, entre autres symptômes, la nature pathologique de la dypsomanie, c'est que l'alcool agit tout autrement sur le système nerveux dans les intervalles de sobriété et dans les crises d'excès. Pendant les premiers, l'individu peut boire, s'enivrer même, sans que les nerfs s'en ressentent; une fois l'ivresse passée, il se retrouve comme la veille, tandis qu'à l'approche de la crise, une quantité même minime d'alcool suffit pour faire éclater l'alcoolisme aigu qui durera des jours ou des semaines.

Après la crise, le dypsomane verse des larmes amères, se fait des reproches sanglants, jure de ne jamais recommencer, reste entièrement sobre... et lorsque le moment fatal revient, il retombe impuissant dans le gouffre qui l'attire. Toutes les crises se ressemblent, commencent par les mêmes signes précurseurs et parcourent les mêmes phases avec des symptômes identiques chaque fois. Elles sont, en un mot, stéréotypées, preuve encore qu'elles dépendent bien d'une perturbation spéciale du système nerveux.

Les dypsomanes appartiennent d'ordinaire à la grande classe des dégénérés, des héréditaires. Chez presque tous il existe une faiblesse intellectuelle évidente. On ne doit donc pas les confondre avec les ivrognes ordinaires. Ce n'est pas parce qu'ils boivent qu'ils deviennent malades, c'est parce qu'ils sont malades qu'ils boivent.

CHAPITRE IX

DIAGNOSTIC

Beaucoup de gens s'imaginent qu'il est très facile de distinguer la folie de la raison et de dire : « Celui-ci est sage, cet autre a perdu l'esprit » et tous les jours, on les entend trancher résolûment la question en donnant à Pierre un brevet de sagesse, à Paul un certificat de maladie... Heureuses gens! votre recette, s'il vous plait? je suis, moi, souvent fort embarrassé.

Ah! sans doute, si tous les aliénés couraient nus comme Roland, divaguaient comme Ophelia, ou pourfendaient des marionnettes comme le chevalier de la Manche, le diagnostic serait facile, mais, on a pu s'en convaincre, tous les cas ne sont pas aussi typiques, et la tâche du médecin est parfois fort délicate.

Et d'abord, où finit la raison? Où commence la folie? Hélas! nulle part, car il n'y a pas davantage de limite précise entre elles qu'il n'y en a, dans l'ordre purement physique, entre la santé et la maladie — il n'existe pas de frontière entre le noir et le blanc — et les gens qui ont décidément perdu l'esprit sont séparés de ceux qui l'ont décidément conservé par une zone intermédiaire ou mitoyenne assez large, dans laquelle se meuvent une quantité d'individus qui ne sont plus tout à fait normaux, mais ne sont pas encore franchement aliénés. C'est le gris qui sépare le noir du blanc.

Il serait donc impossible de partager les hommes en deux classes tout à fait distinctes, les sains et les malades d'esprit, et l'on est obligé d'accorder aux premiers une zone de tolérance qui ne pourra pas avoir elle-même de maximum fixe parce qu'elle se perd dans des nuances trop subtiles pour être mesurées à une échelle invariable. Plus que dans aucune autre branche de la médecine, l'expert aliéniste doit individualiser avec soin, en tenant compte de facteurs dont l'appréciation échappe aux moyens ordinaires d'investigation médicale.

Remarquons en outre que la perfection n'existe peut-être pas plus dans l'esprit que dans le corps. Comme on peut se demander s'il existe beaucoup d'hommes aussi beaux que l'Apollon du Belvédère, ou beaucoup de femmes aussi parfaites que la Vénus de Milo, de même on pourrait sans doute chercher bien longtemps avant de trouver un corps humain sans tache, ni tare, ni défaut quelconque, si minimes soient-ils. Eh bien! il en est évidemment ainsi pour l'esprit, et l'on est en droit de penser qu'il n'y a peut-être pas d'homme dont l'ensemble des facultés intellectuelles, morales et affectives soit parfait, et qui ne présente aucune de ces inexplicables petites faiblesses que le monde appelle toquade ou marotte, des inégalités non motivées de l'humeur et des sentiments, des antipathies ou des sympathies absurdes, des superstitions, certaines lacunes du jugement, une impressionnabilité exagérée.

Je ne prétends, certes pas, que nous ayons tous notre grain de folie; je m'inscris en faux contre le proverbe espagnol qui dit que : « Du médecin, du poète et du fou nous tenons tous un peu » et je proteste contre la définition de la maison de santé donnée par Figaro : « Un établissement dans lequel on enferme quelques aliénés pour faire croire aux gens restés dehors qu'ils sont bien portants ». Je voulais simplement constater que la folie et la raison se coudoient parfois étrangement dans notre pauvre cerveau, et qu'entre M. de Bismarck et l'infortuné roi Louis II de Bavière, pour ne citer que des exemples connus, il existe un nombre infini de nuances dont l'appréciation dans la pratique n'est pas toujours facile.

Napoléon Ier visitant Bicêtre, mettait une pièce d'or au front d'un idiot en disant : « Qu'y a-t-il entre la raison et la stupidité ? l'épaisseur de cela ».

Les troubles de l'esprit ne sont pas nécessairement écrits sur la figure, et le regard, dans lequel tant de gens croient lire, n'a aucune valeur certaine.

Le médecin d'un prince allemand conduit dans une maison de santé un laquais atteint du délire des grandeurs. Son malade remis au personnel de service, il demande à parler au directeur et l'attend au bureau. Celui-ci ne tarde pas à venir, mais au lieu de s'adresser à l'étranger se met à parcourir longuement des dossiers, si bien que son confrère perdant patience, se lève et, d'un ton assuré, se présente comme le conseiller privé docteur X. — Bien,

bien, mon ami, répond le directeur, nous en re-
parlerons tout à l'heure! — Mais, Monsieur,
je vous répète que je suis le docteur X., médecin de Son Altesse Royale le prince de Z. —
Parfaitement, parfaitement, cher ami, nous
verrons cela plus tard, ne vous agitez pas...
— Il fallut l'intervention d'un employé pour
expliquer le quiproquo. Cet aliéniste n'était
pourtant pas le premier venu; il porte très
haut un nom connu. Seulement, il était ce
jour-là sous le coup d'une grave préoccupa-
tion; l'erreur d'ailleurs n'aurait pas duré longtemps.

Je conduisais un jour à un confrère une
dame en démence accompagnée de sa femme
de chambre. Celui-ci, homme distingué mais
vif, s'adresse à cette dernière croyant parler
à la malade.

Un délirant systématisé avait la marotte de
se faire passer pour infirmier, et les reins
ceints d'une ficelle en guise de ceinturon, se
donnait vis-à-vis de ses camarades des airs
superbes de commandement. Un jour qu'ils
étaient occupés au jardin, un promeneur in-
discret le prenant pour un employé, lui demande si ses malades sont bien dociles? —
« Des malades, répond notre homme sur le

ton de la plus comique indignation : nous sommes tous surveillants. »

Une femme qui m'amenait son mari par ruse, lui avait fait croire qu'elle était malade et que c'était elle que lui conduisait à Préfargier. N'ayant pas été prévenu et ne sachant pas de quoi ou plutôt de qui il s'agissait, je fus pendant un moment fort embarrassé ; la scène tournait — si le mot était permis dans des circonstances semblables — à la comédie.

Le délire, je l'ai déjà dit, est souvent tout à fait relatif, et aussi longtemps qu'il n'exprime pas des choses extravagantes ou impossibles, on ne peut juger de leur exactitude qu'en les comparant à la réalité. Si un homme m'affirme qu'il est immortel ou qu'on lui a mis une tête de chien, mon opinion est faite ; mais s'il prétend posséder des millions, ou être marié en secret à une très grande dame, je ne puis taxer sans autre ses assertions de folie.

Chez un grand nombre de malades le raisonnement proprement dit, c'est-à-dire l'enchaînement logique de la pensée, la déduction de la cause à l'effet est, on l'a vu, intact, et beaucoup s'exprimant avec une très grande facilité, parlant avec toute l'ardeur d'une forte conviction, exposent leurs idées avec une netteté et une clarté qui ne laissent rien à désirer. On ne peut donc pas, si elles n'expriment que des choses possibles, les déclarer fausses sans autre examen.

Allons plus loin et constatons que le trouble mental est souvent une simple question de quantité ou de degré.

Un homme, par exemple, est en proie à un violent chagrin ; nous trouvons tout naturel qu'il soit triste et nous n'appelons pas cette tristesse une maladie. Mais si son chagrin lui fait négliger ses affaires, s'il en perd le sommeil, s'il ne veut plus ni sortir ni manger, nous disons qu'il est mélancolique. Un autre a l'humeur naturellement gaie ; comme le savetier de la fable il chante tant que dure le jour ; nous ne voyons là rien que de très normal et nous lui envions cette heureuse disposition. Peu à peu cependant sa gaieté s'exagère, il rit non seulement à tout propos, mais encore hors de propos, ses chants deviennent des cris de joie qu'il va pousser sur la rue avec gestes appropriés. Chacun se retournera en disant : Cet homme est ivre, ou il a perdu la tête.

L'ambition est, certes, une noble chose ; le désir de se distinguer, de parvenir à une position sociale élevée est fort louable, et une petite dose de cette exaltation du moi dont j'ai parlé si souvent constitue une sérieuse chance de succès. Celui qui a le bonheur de la posséder et de ne douter ni de lui-même, ni de son étoile, est bien armé pour l'escalade. Mais que cette assurance s'exagère et dépasse la limite permise, que cette bonne opinion de ses propres facultés devienne la confiance aveugle qui ne calcule pas les obstacles, que l'accélération des pensées ne leur laisse plus le temps de mûrir, voilà, grande ouverte, la porte qui mène aux projets insensés, aux spéculations extravagantes, à l'agitation maniaque.

Tous les aliénés — j'en ai cité de nombreux exemples — ne divaguent pas d'une manière générale. Chez beaucoup le délire ne porte que sur tel ou tel point, laissant les autres côtés de l'intelligence tout à fait intacts. Si alors le malade garde pour lui ses idées fausses, vous passerez des heures ou des semaines dans sa société sans vous douter de l'état réel de son cerveau.

Un ecclésiastique atteint de mélancolie entre dans une maison de santé dont le mé-

decin en chef meurt subitement trois jours
après son admission. Le chapelain ordinaire
de la maison étant malade, c'est le nouveau
pensionnaire qui célèbre le culte des funérail-
les; aucun des nombreux assistants étrangers
à la maison ne se doute que ce pasteur qui
parle avec tant de cœur et d'à propos est un
malade. J'ai soigné bien longtemps un médecin très instruit, mais atteint au plus haut
degré du délire des persécutions avec hallucinations de l'ouïe. Il avait acquis à la longue
une si parfaite connaissance des maladies mentales qu'il appréciait aussi bien que moi l'état
des nouveaux venus, et dans les cas médico-
légaux difficiles, j'étais heureux d'entendre son
avis. Pendant quinze ans il a mis au net tous
mes rapports et tous mes manuscrits.

La correspondance de New-York d'un de
nos grands journaux suisses a été faite pendant plusieurs mois par un malade de l'asile
de X... Il avait habité longtemps les Etats-
Unis, en recevait une quantité de journaux
et, possédant fort bien l'anglais, faisait des lettres très intéressantes qu'il suffisait d'anti-
dater. Et c'est ainsi qu'on écrit l'histoire !

Une épidémie de petite vérole ayant éclaté
à Préfargier et atteint treize femmes, ce fut

une malade qui à elle seule soigna toute la
chambrée. Quelque temps après une am-
bulance organisée à la hâte reçut dix-huit
soldats de l'armée de Bourbaki. Qui les a
soignés ? Encore un malade, et certainement
qu'aucun d'eux ne s'en est douté. C'est une
malade qui a appris à lire et à écrire à mes
enfants.

J'ai relevé au chapitre VII l'importance des
écrits des aliénés, dont la valeur peut être dé-
cisive. Il y a lieu, toutefois, de remarquer que
cette valeur n'est jamais négative, autrement
dit : un écrit correct à tous les points de vue
ne permet pas encore de conclure à la santé
d'esprit de son auteur. En effet, si certains
aliénés divaguent surtout lorsqu'ils ont la
plume à la main — sont-ce les aliénés seulement? — d'autres écrivent avec un parfait
bon sens. Un malade, atteint au plus haut
point du délire des persécutions et de la chicane, adressait à toutes les autorités canto-
nales et fédérales des plaintes et des recours
remplis d'insanités, tandis que de la même
encre il écrivait à son fils, jeune homme en-
trant dans la vie sérieuse, des lettres remarquables par la sagesse des conseils et l'élévation des sentiments. Personne n'aurait cru

que ces deux genres d'écrits sortaient du même cerveau.

Enfin qu'on se souvienne des cas dans lesquels la maladie ne se trahit que par les actes : actes impulsifs, actes de la folie morale. Il faut parfois bien longtemps à l'entourage du malade pour se rendre compte que les actes insensés auxquels il se livre sont le résultat d'une perturbation cérébrale.

Je ne m'étendrai pas davantage sur cette partie de mon sujet; j'en ai dit assez pour montrer qu'il n'est pas toujours facile de dire si un homme jouit ou non de la plénitude de ses facultés. Un examen prolongé est souvent nécessaire et — *horribile dictu* — on a vu des aliénistes ne pas être d'accord. Dans une cause qui fit quelque bruit à Lausanne il y a une quinzaine d'années, sur trois experts on compta trois opinions différentes... quatre même prétendit un avocat, l'un des trois experts ayant modifié la sienne au cours des débats.

Ceci dit, j'ajoute que souvent, par un singulier contraste, aucun genre de maladies n'offre autant de facilité de diagnostic que précisément les maladies mentales. Cela provient de la similitude stéréotypée des principaux symptômes dans tous les cas de même nature, symptômes consistant parfois en un mot, en un détail en apparence insignifiant, en un rien quelconque. Un homme de la bonne société entre dans mon cabinet son chapeau sur la tête et le cigare à la bouche.... Il y a cent à parier contre un qu'il est atteint d'un ramollissement cérébral, l'affaiblissement de la mémoire se traduisant chez lui par l'oubli des convenances.

Le diagnostic peut même dans ces conditions se faire à distance, sans voir le malade, avec un degré de probabilité qui touche à la certitude. Qu'on me dise qu'une personne croit que « tout le monde lui en veut » ou bien « qu'on la magnétise » je sais de science certaine qu'elle est atteinte de délire des persécutions, et pourrais séance tenante faire le tableau de son état. Hier encore on vient me parler d'un jeune homme qui depuis un certain temps fait des dépenses folles, abandonne ses études, commet des vols absurdes, et paraît avoir perdu tout sentiment d'honneur et de dignité. Il est sous le coup d'antécédents héréditaires fâcheux. Sans l'avoir vu je diagnostique une folie morale et l'adresse à un confrère spécialiste dans la ville qu'il habite.

Celui-ci après examen le déclare atteint de folie morale.

Il est bien évident qu'aucun médecin consciencieux ne se contentera d'un diagnostic ainsi fait à distance pour prescrire un traitement ou donner un certificat de maladie. Pour cela il est nécessaire de voir le malade et de contrôler l'impression première par un examen direct.

Deux facteurs peuvent encore dans certains cas contribuer à rendre difficile l'appréciation de l'état mental d'une personne : la dissimulation et la simulation.

Dissimulation. — Si beaucoup d'aliénés parlent volontiers et à tout propos de leur délire, en rompent même la tête à leur entourage, d'autres en revanche le cachent avec un soin extrême. Pour les uns cette précaution fait partie intégrante du délire lui-même, c'est-à-dire qu'ils entendent, par exemple, des voix leur commandant de le dissimuler, de garder pour eux seuls des secrets qu'il y aurait danger à divulguer, ou qu'on pourrait exploiter contre eux. D'autres craignent, s'ils se plaignent ouvertement des persécutions qu'on leur fait subir, de les voir redoubler de violence.

Presque toujours on trouve, en faisant, bien entendu, abstraction des cas vraiment aigus, que les idées fausses remontent beaucoup plus loin dans le passé que le moment où le malade en a parlé. Les mélancoliques luttent parfois longtemps contre leurs angoisses avant de les avouer. Des délirants ambitieux ne sont peut-être, dans les périodes initiales de la maladie, pas absolument certains de la réalité des merveilleuses perspectives qui s'ouvrent devant eux. Il semble que, comme dans certains rêves, le doute laissé par une dernière lueur de raison empêche le bonheur de déborder; c'est trop beau pour être vrai, et, pense le malade, si j'en parlais avant d'en être absolument certain, on se moquerait de moi.

C'est ce sentiment qui porte parfois les malades à dissimuler leur état; ils craignent d'être tournés en ridicule, traités d'insensés et privés de la liberté ou de la libre disposition de leurs biens.

La *simulation* de la folie par des individus ayant un intérêt quelconque à se faire passer pour aliénés, est si rare que le docteur Vingt-trinier n'en a constaté qu'un seul cas sur

43,000 criminels observés pendant l'espace de cinquante-quatre ans dans les prisons de Rouen. Pour ma part je n'en ai jamais vu.

Il faut en premier lieu considérer que malgré les idées plus justes qui se font actuellement jour dans tous les pays civilisés sur les causes et la nature de la folie, la crainte d'être envisagé comme aliéné est encore si forte que bien peu s'y résignent. Des auteurs ont même prétendu qu'un homme vraiment sain d'esprit ne recourra jamais à cette dure extrémité, et que pour simuler la folie il faut avoir déjà perdu la raison.

Je n'ai rencontré que peu d'accusés dans un état mental douteux qui, renseignés sur le but de ma mission auprès d'eux, aient cherché à profiter de cette planche de salut pour se faire absoudre. La plupart affirment énergiquement leur santé d'esprit et sont très marris de se voir renvoyés de la plainte comme irresponsables. Plutôt que d'être déclarés aliénés, ils aimeraient beaucoup mieux être condamnés comme tout le monde.

Rien d'ailleurs n'est plus difficile que de simuler la folie. Les troubles de l'esprit, ne l'oublions pas, ont des symptômes spéciaux, toujours les mêmes sauf quelques variantes de détail ; leur marche est connue, leur enchaînement n'est pas livré au hasard et leurs manifestations extérieures doivent être en rapport logique avec le contenu des conceptions. Or le simulant ne sait pas cela ; il suffit, pense-t-il, de dire des absurdités, des phrases sans queue ni tête, de rire ou de pousser des cris, de faire des gestes extravagants, de prendre des postures bizarres, en un mot de « faire le fou ». Il est incapable de mettre d'accord ses sensations, ses conceptions et leur expression motrice ; il mêle des symptômes qui s'excluent, et se compose ainsi bêtement un véritable habit d'arlequin qu'il suffit d'enlever pour trouver l'homme au naturel.

Quelques-uns, plus adroits, simulent la folie furieuse ou la stupidité, mais un examen attentif ne tarde pas à les démasquer. Ni les uns ni les autres ne peuvent soutenir leur rôle à la longue ; quand ils ne se croient plus observés, ils s'accordent vite un petit moment de repos ou de distraction qui les trahit. On en a vu qui dans leur prétendu délire cassaient et détruisaient tout autour d'eux.... en ayant bien soin de laisser intacts leurs propres effets. Ceux qui simulent la stupidité et la démence ne peuvent pas s'empêcher de jeter à l'occasion autour d'eux un petit regard dérobé d'observation ou de méfiance.

Une ruse qui réussit souvent avec les simulants est de feindre de croire sans arrière-pensée à leur folie, puis à un moment donné de faire devant eux, comme par hasard et du ton le plus indifférent, la remarque que cependant il manque tel ou tel symptôme à leur état, ou bien, qu'au contraire, tel autre est de trop. Le lendemain déjà ils corrigent leur rôle, donnant ainsi la preuve de leur supercherie.

Pour pratiquer avec succès la simulation il faudrait avoir une connaissance pratique parfaite des aliénés à mettre au service d'une force de volonté presque surhumaine. Celui qui ne la possède pas est certain d'échouer pitoyablement.

Si la simulation par un individu sain d'esprit est très rare, on voit en revanche assez fréquemment de véritables aliénés simuler des symptômes que leur état ne présente pas en réalité, ou exagérer beaucoup ceux qui existent réellement. Tel est don Quichotte lorsque lui vient tout à coup l'idée d'imiter Roland dans sa folie, et de donner ainsi à dame Dulcinée une preuve irrécusable de la pro-

fondeur des sentiments qu'elle lui inspire.
« Ne t'ai-je pas dit, Sancho, que mon inten-
tion est d'imiter non seulement Amadis dans
son désespoir amoureux et sa folie mélancolique, mais aussi le valeureux Roland, et
quoique je ne sois pas résolu à le contrefaire
dans toutes ses folies, j'ébaucherai de mon
mieux les plus essentielles ».

L'appréciation des cas de ce genre peut
offrir de très grandes difficultés, car, on le
voit, la simulation de la folie n'exclut pas la
folie et ne prouve pas que l'individu soit sain
d'esprit. C'est là un fait que dans un cas donné
l'expert peut avoir bien de la peine à faire
accepter par les tribunaux.

CHAPITRE X

ÉTATS PRÉSENTANT DE L'ANALOGIE AVEC LES MALADIES DE L'ESPRIT

Après ce qui a été dit des formes variées et des degrés infinis de la folie il ne sera pas sans intérêt de voir quelles analogies elle offre avec de certains états intellectuels, normaux ou pathologiques, qu'on ne peut du reste lui assimiler en rien.

Et d'abord *le rêve*. Ses analogies avec les troubles de l'esprit sont évidentes ; nous en faisons tous chaque nuit l'expérience, et ce qui se passe en songe dans notre cerveau explique bien des phénomènes du délire qui sans cela resteraient fort obscurs. « Ce qui, dit de Krafft-Ebing, rend l'étude de la vie des songes particulièrement instructive pour l'appréciation de certains phénomènes de la folie, c'est le fait que dans ces deux états la production de conceptions et d'impressions sensorielles résulte d'excitations internes spontanées, c'est-à-dire se produisant sans l'intervention des sens comme à l'état de veille. »

Ainsi dans le rêve, comme dans l'hallucination, nous voyons et nous entendons des choses qui n'existent que dans notre imagination, et les idées les plus extravagantes naissent spontanément dans le cerveau comme les conceptions délirantes de l'aliéné. L'esprit n'étant plus contrôlé par la raison les accepte pour bon argent, et la folle du logis se donne libre carrière.

Dès lors le dormeur divague comme l'aliéné, et, analogie bien frappante, dans un cas comme dans l'autre nous ne nous étonnons de rien ; les assemblages d'idées les plus absurdes et les plus incohérents, les choses les plus impossibles nous paraissent tout naturelles. Je rêve, par exemple, que j'ai des ailes et vole comme un oiseau ; l'expérience m'enseigne que cela est impossible ; aucun autre homme n'en peut faire autant, je suis seul de mon espèce, et néanmoins, je trouve la chose si agréable qu'il ne me vient pas à l'idée de douter de sa réalité.

J'ajoute que cependant dans certains cas, sans doute exceptionnels, le dormeur qui fait un beau rêve est empêché d'en jouir pleinement par je ne sais quelle vague crainte d'être le jouet d'un songe et de voir son bonheur s'évanouir au réveil. Il se dit : Est-ce bien vrai? Est-ce que je ne rêve pas ? et ressemble en cela à certains aliénés qui dans les premières périodes de leur délire ont comme des doutes sur la réalité de son contenu.

Dans le rêve, comme dans la folie, toutes les impressions ont une tendance marquée à l'exagération. Nous pleurons à chaudes larmes pour des choses auxquelles à l'état de veille nous ne ferions pas cet honneur; ou bien au contraire nous éprouvons de ces joies d'enfant qu'à un certain âge on ne connaît plus dans la réalité. Il en est ainsi pour l'aliéné. Remarquons d'ailleurs que chez bien des gens très sains d'esprit, le moment qui suit immédiatement le réveil est aussi accompagné de cette tendance à l'exagération. Les difficultés journalières de l'existence, les décisions à prendre semblent des montagnes, et pèsent sur l'esprit comme un reste de cauchemar.

Le contenu du rêve, comme celui du délire,

est beaucoup plus souvent de nature triste que de nature gaie, et c'est vraiment dommage, car puisque nous passons le tiers de notre vie à dormir, des songes constamment couleur de rose seraient une bien agréable diversion aux réalités de l'existence. « Si nous rêvions toutes les nuits la même chose, a dit Pascal, elle nous affecterait autant que les objets que nous voyons tous les jours ; et si un artisan était sûr de rêver toutes les nuits, douze heures durant, qu'il est roi, je crois qu'il serait aussi heureux qu'un roi qui rêverait toutes les nuits qu'il est artisan. »

Le *somnambulisme* est le rêve en action. Tandis que le dormeur reste passif ou se livre tout au plus à quelques mouvements simples, le somnambule exécute des actes parfois fort compliqués, dont il ne garde ensuite aucun souvenir, ou dont il se souvient tout au plus comme de quelque chose qui s'est passé en rêve.

Il en est de même de l'*état hypnotique*, pendant lequel l'individu obéit aveuglement aux suggestions de l'opérateur. Même une fois réveillé — phénomène étrange et bien grave —

il accomplira, parfois longtemps après, des actes qui lui ont été suggérés sans qu'il s'en doute. En voici deux exemples.

A une dame en somnambulisme, Liégeois dit : « Dans quatre jours vous irez chez Mme S., vous la trouverez dans sa salle à manger, vous irez à telle armoire, vous y prendrez un verre de liqueur, puis vous vous moquerez de sa petite fille qui sera bizarrement vêtue. » A son réveil, la dame n'a conservé aucun souvenir de cette suggestion, mais au jour et à l'heure dite, elle met ponctuellement à exécution les actes qui lui ont été ordonnés et elle éclate de rire en voyant l'enfant de Mme S. qui, vêtue de gris, lui semble affublée d'une robe rouge et d'une toque verte.

Bottey raconte qu'ayant hypnotisé la servante d'une maison où il allait dîner tous les quinze jours, il lui ordonna que lorsqu'elle viendrait lui ouvrir la porte quinze jours plus tard, elle ne pourrait s'empêcher de le frapper. Ce fut en effet ce qui arriva. Au moment fixé, la servante se précipita sur lui et lui administra une telle quantité de horions, qu'il perdit pour longtemps, dit-il, l'envie de renouveller une pareille expérience.

L'hypnotisme ne fait que naître, mais déjà

il soulève une foule de questions de la plus haute gravité.

Diverses *substances toxiques* produisent une véritable folie momentanée avec hallucinations, illusions, conceptions délirantes. J'ai déjà parlé de l'alcool ; je dirai maintenant quelques mots des troubles occasionnés par des poisons tels que la belladone, l'opium, le haschich ou chanvre indien.

L'empoisonnement par la *belladone*, relativement fréquent dans nos contrées où les enfants vont en manger le fruit dans les forêts, produit, outre des symptômes physiques caractéristiques, des hallucinations accompagnées, tantôt de délire gai, expansif, avec de grands éclats de rire, tantôt d'agitation furieuse, véritable accès de manie transitoire. Dans d'autres cas plus rares, au contraire, le poison cause une véritable dépression avec visions terrifiantes et angoisses précordiales.

L'*opium* et le *haschich* jouent chez les Orientaux le rôle de l'alcool chez nous. Avalées et fumées surtout, ces substances narcotiques produisent, après une période d'agréable ivresse, un sommeil extatique rempli de visions enchanteresses. Malheureusement, comme pour l'alcool, la dose primitive devient bientôt trop faible pour amener l'effet cherché ; il faut l'augmenter sans cesse, et le fumeur, esclave de sa passion, tombe peu à peu dans un abrutissement et un malaise dont peuvent seules le sortir de nouvelles doses de poison. C'est le pendant de l'alcoolisme chronique.

En Europe, on ne fume pas l'opium, mais l'abus de la morphine — morphiomanie — fait de nombreuses victimes. Le malheureux qui s'y laisse prendre peut donner la main au buveur atteint d'alcoolisme chronique. L'esclavage de la morphine est pire encore que celui de l'alcool, et pour s'en procurer, tous les moyens sont bons. Le sens moral baisse à mesure que le compte du droguiste s'élève.

La privation subite de morphine est suivie de malaises intolérables allant jusqu'au délire et même jusqu'à la mort. Le morphiomane n'a qu'une chance de salut : se résoudre à un internement dans un hôpital quelconque, où mis dans l'impossibilité absolue de se procurer du poison, il en sera déshabitué peu à peu avec les précautions voulues.

Notons que les troubles intellectuels causés par un empoisonnement aigu ne sont pas de longue durée. Sitôt le poison éliminé par le travail de l'organisme, la raison revient comme au sortir d'une ivresse ordinaire. C'est donc une erreur de croire avec les romanciers à la Ponson du Terrail qu'on peut rendre quelqu'un aliéné pour un temps plus ou moins long, en lui faisant avaler une drogue quelconque.

Faut-il ajouter aux états analogues à la folie cet étrange situation d'esprit dans laquelle un individu en vient, par la seule force d'une *imagination débridée*, à se créer un monde fictif dans lequel il vit en dehors du monde réel ? Dans son roman du *Nabab*, Daudet décrit en la personne de M. Joyeuse un type de ce genre, et le Dr Féré racontait l'an dernier le cas d'un père de famille qui vécut pendant plus de quatre ans d'une vie idéale dont il trace ainsi le tableau :

« M. M... avait fait construire à Chaville, à la lisière du bois, un pavillon entouré d'un jardin. Par des agrandissements successifs, le pavillon était devenu château ; le jardin, parc ; les écuries, les chevaux, les pièces d'eau étaient venus orner le domaine. L'ameublement intérieur s'était modifié pareillement. Chaque fois qu'il pouvait s'isoler en pensée, M. M... se transportait là, méditant une amélioration, un ornement qui s'effectuait aussitôt. Une femme était venue animer ce tableau; deux enfants étaient nés; il ne manquait à ce ménage idéal que d'être légitime. C'était le seul nuage dans le bonheur de notre rêveur ».

Tout cela, en effet, était un rêve. Quel thème pour un Dostoiewski !

CHAPITRE XI

TRAITEMENT. GUÉRISON

Après avoir étudié les symptômes et discuté le diagnostic, le médecin passe au pronostic. C'est ce que je ne ferai point. La question du pronostic dans les troubles de l'esprit est souvent ardue ; il faut pour la résoudre dans chaque cas spécial une longue expérience, et indiquer ici, même sommairement, les données à suivre, serait, je crois, inutile, hors de propos, dangereux même.

Beaucoup de gens nerveux et d'hypocondres s'imaginent qu'ils vont « perdre la tête », idée fixe qui le plus souvent n'a rien de fondé, mais les tourmente fort. Or, à côté de pages réjouissantes le chapitre du pronostic des maladies mentales en a de plus sombres ; si je lui faisais une place ici bien des gens ne manqueraient pas d'y chercher leur cas, et mal préparés pour une pareille recherche, ils ris-

queraient fort d'arriver à des conclusions
erronées. C'est ce que je veux éviter. Je
passe donc le pronostic sous silence.

J'en ferai autant du traitement médical proprement dit. Je ne parlerai ni de bains ni de
pharmacie, ni de rien de semblable, et pour
les mêmes raisons. La seule partie de ce
chapitre qui puisse intéresser le lecteur se
résume en deux grands paragraphes : le
traitement moral, et la maison de santé.

1° LE TRAITEMENT MORAL

Le traitement moral de la folie n'est pas,
bien entendu, celui de Leuret qui voulait, on
s'en souvient, obliger à coups de douches
l'aliéné à reconnaître son erreur. Ce que
j'entends ici, c'est la manière de s'y prendre
avec les malades, point capital, car le milieu
dans lequel ils vivent, l'atmosphère morale
qui les entoure ont une grande influence sur
leur état. On peut les soulager beaucoup en
les traitant judicieusement, ou aggraver leur
mal en les soignant à contre sens. Il est donc
bon de tracer quelques lignes de conduite à
cet égard ; tous les gens souffrant du cerveau
à un degré quelconque ne sont pas dans les

asiles, le plus grand nombre sont soignés dans leurs familles, et quelques conseils pratiques pourront avoir leur utilité.

La première condition de la guérison d'un organe malade est de lui donner tout le repos compatible avec ses fonctions. C'est là une question de simple bon sens, mais si chacun en est persuadé lorsqu'il s'agit d'une jambe cassée, il n'en est plus tout à fait de même quand c'est le cerveau qui souffre. Ne voit-on pas tous les jours de malheureux mélancoliques traînés, malgré eux, et sous prétexte de distraction, de lieux en lieux et de pays en pays, dans des voyages dont l'effet le plus certain est d'aggraver leur mal? Les visites incessantes aux musées, aux théâtres, partout où l'on est censé s'amuser, le bruit, le mouvement du chemin de fer, l'agitation, les changements continuels sont une vraie souffrance pour le malade. Toutes les impressions nouvelles lui sont pénibles, et ces prétendues distractions ne font qu'ajouter un nouvel élément à son malaise.

La marmotte est un heureux animal vraiment! Au fond de son trou bien clos et garni de foin sec elle dort six mois de l'année à l'abri des intempéries de la mauvaise saison et des accidents de l'existence. Ce régime conviendrait à merveille à nombre de malades, de névropathes surtout qui, après un long sommeil pendant lequel l'activité cérébrale aurait été réduite à zéro, se réveilleraient transformés et rajeunis.

Nous ne pouvons pas nous changer en marmottes, et c'est dommage, en vérité, car bien des gens y trouveraient leur compte, mais nous pouvons, dans une certaine mesure, donner aux cerveaux fatigués le repos nécessaire. Et ce repos doit être à la base de tout traitement.

Qu'on songe en premier lieu que le malade, lorsqu'il n'est pas encore tombé dans l'indifférence et l'apathie terminales, est extrêmement impressionnable. Un rien l'inquiète, l'agite ou le froisse; pour beaucoup c'est la susceptibilité à l'état de chair vive. Cette impressionnabilité est un vrai tourment; la ménager avec soin est une des premières conditions du repos cérébral.

Je ne perdrai pas mon temps à démontrer que pour obtenir ce repos on ne doit pas chicaner les malades, se moquer d'eux, les envisager comme un objet de plaisanterie, s'amuser à leur faire répéter leurs idées bizarres. Ce sont là des procédés dont je ne ferai à aucun de mes lecteurs l'injure de le croire capable, et je résume les devoirs des personnes qui entourent un malade en ceci : être patient, ferme et vrai.

La *patience* est une des vertus cardinales ; c'est avec raison qu'on lui a assigné ce haut rang, et les personnes appelées à vivre avec des aliénés doivent en dépenser beaucoup. Certains malades répètent à chaque instant la même plainte, poussent le même éclat de rire insensé, font la même question absurde ; d'autres ne cessent de gémir, de se lamenter. Les actes et en général la manière d'être de beaucoup sont impatientants au plus haut point ; les uns se déshabillent sans cesse, se salissent, déchirent leurs vêtements, avalent tout ce qui leur tombe sous la main ; d'autres n'ont pas un moment de repos, vont et viennent dans la chambre comme un ours blanc dans sa cage ; des troisièmes, toujours en colère, sont violents et agressifs.

Tout cela est fatigant, énervant au possible ; il faut pour rester calme et garder son sang-froid en face de semblables malades une grande dose de charité et de patience. Les plus troublés ne sont d'ailleurs pas les plus pénibles, loin de là; ceux dont le délire est complet, qui divaguent à pleine bouche, sont infiniment plus faciles à supporter que les raisonnants, les persécutés, les individus atteints de folie morale. Ceux-ci, d'ordinaire très rusés, et parfois très intelligents, emploient toutes les ressources de leur esprit à se venger des personnes qui les soignent par des calomnies, par des accusations mensongères, par des insinuations malveillantes ou des sous-entendus perfides. Il semble que certains d'entre eux ont un génie diabolique pour trouver tout ce qui pourra blesser le plus profondément.

Avec ces malheureux-là, il faut une patience à toute épreuve et beaucoup de philosophie; il faut se répéter cent fois par jour que ce sont des malades d'autant plus dignes de pitié que leur état est plus pénible.

Il ne sert surtout de rien de s'irriter et de se fâcher; au contraire; en se laissant aller à l'impatience on perd tout empire sur le malade auquel rien n'impose autant que le calme et l'égalité d'humeur.

De la patience à la *fermeté* il n'y a qu'un

pas; l'une complète l'autre, et la fermeté, une fermeté douce, affectueuse, mais inébranlable, est nécessaire avec les aliénés. Chez eux la volonté, on l'a vu, est presque toujours atteinte. Tantôt elle est affaiblie jusqu'à l'anéantissement; tantôt exubérante et enfiévrée, elle se manifeste par de l'agitation, par des actes absurdes ou par un besoin incessant de mouvement.

Lorsque dans une machine une pièce est avariée, on la remplace par une autre. Qu'il en soit de même chez le malade. Sa volonté incapable et pervertie doit être remplacée par une volonté saine; une intelligence qui voit clair doit se substituer à la sienne obscurcie. Ceci est un point très important, mais aussi très délicat, souvent difficile à réaliser. La grande majorité des malades ne se connaissant pas tels se révoltent contre cette tutelle. Les mélancoliques lucides eux-mêmes, quoique conscients de leur état, mais dominés par un besoin général de négation, s'opposent à tout ce qu'on demande d'eux.

Et c'est cependant le mélancolique qui souffre le plus de la perte de sa volonté; ses hésitations, ses indécisions dans les choses les moins importantes, son incapacité à vouloir, sont une souffrance indicible, une source d'angoisses toujours nouvelle. Il faut donc épargner à tout prix cette fatigue à son cerveau en substituant à la sienne une volonté étrangère. Il faut penser, vouloir, décider pour lui.

Le malade d'esprit est un enfant, un enfant difficile, instinctivement rebelle à toute influence. On doit le traiter en conséquence et, individualisant avec soin, adopter une ligne de conduite dont on le laissera dévier le moins possible. Cependant, tout en tenant la main aux choses essentielles, on fermera les yeux sur les détails, afin d'éviter les occasions de résistance.

Beaucoup de malades ont besoin d'une surveillance continue, et chez le mélancolique, qu'on ne l'oublie jamais, un suicide est toujours possible. Cette surveillance doit être avant tout discrète, s'exercer simplement, sans ostentation. Celui qui en est l'objet doit la sentir le moins possible, et ne pas voir les inquiétudes que cause son état. Dans toutes les maladies, en général, un excès de sollicitude est d'ordinaire très fatigant pour le malade; c'est un devoir de rester auprès de lui calme, naturel, de ne pas le harceler de questions inutiles ou de soins hors de propos.

Après la fermeté, la *vérité*. On la doit à l'aliéné ; on la lui doit d'autant plus qu'il en a besoin davantage. Il ne faut jamais le tromper, d'aucune manière, car un premier pas fait dans cette voie en entraîne fatalement un second, puis d'autres encore, et bientôt on se trouve dans une situation fausse dont il devient très difficile de sortir. L'aliéné est de nature soupçonneux, méfiant ; il fait plus attention qu'on ne le croirait à ce qui se passe autour de lui, et s'il s'aperçoit qu'on ruse et qu'on le trompe, toute influence sur lui est irrévocablement perdue.

On ne doit jamais feindre d'entrer dans les idées d'un malade, de partager son délire, car c'est là un rôle impossible à soutenir long-temps, et d'ailleurs, comment le rendre à la lucidité si on lui donne raison dans son erreur ?

On a vu des malades amenés à l'asile dire au médecin qui leur parlait franchement de la nature de leurs idées fausses : « Ah ! si l'on m'avait parlé ainsi à la maison ! cela eût beaucoup mieux valu ». Et la famille, depuis des semaines et des mois, s'épuisait en petites ruses de guerre, en tours de force d'une énervante diplomatie !

D'un autre côté, il faut éviter avec soin toute discussion. La preuve visible, palpable, qu'il se trompe étant sans influence sur le délire de l'aliéné, le simple raisonnement ne saurait avoir meilleur effet. Jamais vous n'aurez le dernier mot avec lui, et cela parce qu'en essayant de le convaincre de la fausseté de ses idées, vous ne pouvez employer que des arguments tirés des choses raisonnables, tandis que lui, ne connaissant ni l'impossible ni l'absurde, a en main des moyens de discussion dont vous ne disposez pas ; les armes ne sont pas égales. On ne triomphe pas du délire par la logique ; aussi longtemps que les cellules cérébrales qui président à la raison sont à l'envers — qu'on me pardonne cette expression peu scientifique — le raisonnement est impuissant ; il rejaillit comme une flèche de bois sur un bouclier d'airain.

C'est donc une erreur de vouloir guérir l'aliéné par la discussion ; non seulement elle est sans résultat utile, mais presque toujours même elle nuit au malade en fournissant un nouvel élément à son délire ; c'est, comme on dit, verser de l'huile sur le feu, et imposer une fatigue de plus à un organe qui a, avant tout, besoin de repos. On ne guérit pas une jambe cassée en prouvant à son propriétaire qu'il pourrait bien marcher s'il le voulait... Or, aussi longtemps que la cellule cérébrale n'a pas repris sa place, il est aussi impossible à l'aliéné de penser juste, qu'à la dite jambe de porter son homme.

On doit donc discuter le moins possible avec l'aliéné, et toujours lui dire la vérité. On évitera avec soin toutes les occasions de conflit, mais lorsque les circonstances obligent à prendre position contre son délire, on le fera carrément, sans détours, avec une fermeté inébranlable. C'est l'unique moyen de lui en imposer et de conserver une supériorité morale qui seule permet de lui être utile.

Telles sont, esquissées à grands traits, les principales règles sur lesquelles les personnes appelées à soigner des malades ou à vivre avec eux devront se guider. La tâche n'est, certes, pas facile; il faut pour bien s'en acquitter beaucoup de tact. Malheureusement le tact est chose rare; il ne se vend pas à la boutique, et si même il s'y vendait, ce ne sont précisément pas ceux auxquels il manque le plus qui iraient en acheter.

2° LES MAISONS DE SANTÉ.

« Une maison d'aliénés, a dit Esquirol, est le plus puissant instrument de guérison de la folie; elle a une action physique et morale sur les malades. » Cet aphorisme du grand aliéniste français est bien vrai, et n'étonnera pas après ce qu'on vient de voir des difficultés que présente le traitement à domicile par des personnes chez lesquelles la meilleure volonté ne saurait suppléer au savoir-faire et à l'habitude de ces soins spéciaux.

Il est rare que l'entrée d'un malade dans un asile ne soit pas suivie immédiatement, et avant tous soins médicaux proprement dits, d'une notable amélioration, sinon de la maladie au fond, du moins de ses manifestations extérieures. Le malade qui jusque là était agité, bruyant, violent, qui ne voulait ni manger, ni se lever, qui en un mot se montrait rebelle à tout ce qu'on demandait de lui, devient tout d'un coup souple, calme, docile, et c'est déjà beaucoup de gagné.

Cet effet calmant est tout naturel. A la maison le malade se sentant chez lui, dans un milieu et sur un terrain où il est habitué plus ou moins à faire acte de volonté, accepte difficilement conseils, prescriptions et surveillance, et toujours prêt à la révolte, brave médecins et médecines. A l'asile, dépaysé, il se gêne et se contient davantage, quand, bien entendu, son état le lui permet encore; les manifestations de son délire n'ont plus champ libre, et le voilà tout préparé pour accepter avec soumission le traitement nécessaire.

A domicile, dans la vie ordinaire, le malade sent plus ou moins qu'il est un être à part, qu'on ne le traite pas comme chacun, qu'il est l'objet d'une surveillance et d'une sollicitude spéciales. Il est seul de son espèce, une exception, triste au milieu de la gaîté, ou trop gai en face de visages graves, et cela lui pèse, l'irrite. A l'asile, au contraire, tout en protestant énergiquement contre sa séquestration, il se trouve dans un milieu qui lui convient davantage; il y est comme tout le monde.

Ce changement total de milieu est des plus favorable au traitement. C'est le seul moyen de rompre avec les habitudes prises, de faire peau neuve, de recommencer à compte nouveau, comme disent les banquiers.

Dans les asiles, tout est organisé en vue

du malade; le personnel est stylé; des détails du traitement physique et moral, qui à domicile étaient l'occasion de luttes à perte de vue, s'exécutent avec une facilité dont le malade est le premier à retirer de bons fruits. La régularité est une chose excellente entre toutes pour les malades... et pour les gens en santé, mais pour les malades surtout, et dans une maison particulière, il est difficile de l'obtenir complète. A l'asile, tout est réglé jusque dans les moindres détails; point d'imprévus, et chose capitale, pas de décisions à prendre. On pense, on veut, on agit pour le malade. Il n'a qu'à se laisser vivre et faire ce qu'on lui demande; s'il ne le fait pas, on l'y contraint, mais ne tardant pas à voir que toute résistance est inutile, il prend bien vite, comme le conscrit au régiment, l'habitude de l'obéissance sans discussion.

Enfin, dans l'asile, où les bruits du monde n'arrivent aux malades qu'en passant au crible dans le cabinet du médecin, ceux-ci n'ont à redouter ni émotions brusques, ni coups de sonnette intempestifs, ni visites fatigantes ou indiscrètes, ni lettres troublantes. Ce crible est le voile vert étendu devant des yeux délicats.

On comprend maintenant pourquoi, plus que tout autre chose, l'asile donne au cerveau le repos dont il a besoin. Dans bien des cas rien ne peut le remplacer, et si dure que soit cette décision, c'est alors un devoir de la prendre sans hésitation et sans faiblesse. Je n'entrerai d'ailleurs pas, et toujours pour les motifs déjà signalés, dans le détail des indications qui la commandent et la justifient; c'est l'affaire du médecin. Je dirai seulement qu'en général on attend beaucoup trop pour recourir à une mesure toujours douloureuse, il est vrai, mais que le malade une fois rendu à la raison sera le premier à approuver.

Souvent les familles reculent devant l'internement de l'un des leurs, parce qu'il « n'est pas assez malade ». C'est là une grave erreur; on l'est toujours trop, et si dans nombre de cas, il n'y a pas d'inconvénients à temporiser, c'est au médecin seul qu'il appartient d'en juger. C'est surtout dans les périodes initiales de la maladie qu'un traitement judicieux portera les meilleurs fruits; plus tard le mal, déjà enraciné, résistera davantage.

Dans bien des cas l'internement peut n'être pas nécessaire, — soit parce que l'incurabilité de la maladie défie d'avance tout traitement, soit parce que les circonstances permettent d'en tenter l'essai à domicile, — mais on peut affirmer qu'il n'est jamais nuisible. C'est à tort qu'on redoute de voir l'état du malade s'aggraver par suite du contact avec d'autres, ou du choc moral qu'il éprouvera à se voir enfermé. L'aliéné est essentiellement égoïste; il est trop absorbé par son délire, par ses hallucinations ou par son angoisse pour prêter beaucoup d'attention aux autres, et une fois le premier moment, bien naturel, de contrariété passé, il s'accommode vite de sa nouvelle situation. J'ai vu des malades guéris faire à leur famille un seul reproche... celui de ne pas les avoir amenés à l'asile plus tôt; et souvent d'anciens pensionnaires en rechute viennent d'eux-mêmes demander leur réadmission.

Un point délicat est la manière de s'y prendre pour conduire le malade à l'asile. Si quelques-uns demandent spontanément à y aller, si d'autres résignés se soumettent, beaucoup s'y opposent de toutes leurs forces, et leur transfert offre alors d'assez grosses difficultés. Néanmoins, je le répète, il n'est pas permis d'user de tromperie, et il vaut encore mieux employer la force que le mensonge. J'ai vu de malheureux incurables ne se souvenir que d'une chose : qu'on les avait trompés pour les interner ; l'amertume qu'ils en ressentaient avait surnagé au naufrage de tous leurs autres sentiments. Donc la vérité avant tout, et au risque d'avoir une scène pénible, il est bien préférable d'agir sans détours ; d'ailleurs le plus souvent lorsque le malade voit que la décision est irrévocable, il se résigne.

Il est encore par le monde des gens qui s'imaginent que l'internement dans un asile d'aliénés est parfois un moyen facile de se débarrasser de quelqu'un de gênant, la folie un prétexte, le médecin un complaisant. La littérature à grand effet, les romans épicés au goût du jour, que la presse quotidienne à un sou sert dans ses feuilletons, contribuent pour leur large part à entretenir cette fantastique erreur. Je ne perdrai pas mon temps à disculper le corps médical de pareilles accusations. Je me bornerai à dire qu'en France, sur 350,000 internements autorisés depuis la mise en vigueur de la loi sur les aliénés de 1838, il n'a été constaté juridiquement aucun cas de séquestration arbitraire.

Avant de clore ce chapitre, il convient de dire quelques mots de la *guérison* et des signes auxquels on la reconnait.

Et d'abord la guérison subite de la folie telle que la dépeignent les poëtes et les romanciers est très rare, si rare que bien des aliénistes n'en observent jamais — j'en ai vu pour ma part un seul cas. — Ah! si nous avions la précieuse fiole qu'Astolphe mit sous le nez de Roland pour lui faire recouvrer l'esprit ; si nous possédions le secret des bons apôtres du paradis dont saint Jean l'évangéliste fit les honneurs à ce paladin ; si nous pouvions recueillir en un vase clos tout le bon sens que les gens perdent, quel bienfait de le leur rendre, et que de guérisons miraculeuses à enregistrer ! Malheureusement la recette est perdue et la médecine ne fait pas de miracles.

Quoi qu'il en soit, il est intéressant de noter que les guérisons les plus promptes ne sont pas les plus sûres, comme si la rapidité nuisait à la solidité ; et d'une manière générale on peut penser que dans la plupart des cas le temps nécessaire pour le retour à l'état normal est proportionné au temps que la maladie a mis à se développer. Il faut donc s'armer de patience.

Il n'est d'ailleurs pas toujours si facile qu'on pourrait le penser de se prononcer en toute certitude sur le retour complet de la raison. Certains malades dissimulent avec soin un reste de délire, dans l'espoir que, les croyant guéris, on les rendra à leur vie ordinaire ; chez d'autres la crise laisse un affaiblissement intellectuel très léger peut-être, mais néanmoins certain ; chez d'autres encore, le caractère et l'humeur ont subi des altérations qu'une observation minutieuse fera seule découvrir.

Dans bien des cas il faudrait, pour apprécier sans erreur possible l'état mental d'un individu guéri en apparence, l'avoir connu avant sa maladie et pouvoir faire la comparaison. Ce n'est pas souvent le cas; et quant aux appréciations de la famille, il n'est pas trop prudent de s'y fier, car elle peut, de très bonne foi, je le veux bien, tomber dans des erreurs renversantes. Combien de fois n'ai-je pas entendu des parents m'affirmer l'entière guérison de leur malade, tandis que je constatais encore l'existence de symptômes maladifs positifs, et jamais, je crois, la suite en pareil cas ne m'a donné tort.

Sans doute un malade sorti de l'asile et

rendu à la vie ordinaire dans ces conditions peut fort bien achever de se guérir à domicile, et, dans ce cas, il est le premier à reconnaître qu'il n'était pas entièrement rétabli lors de sa sortie. Mais souvent aussi une rechute plus ou moins prompte est la conséquence de son impatience. Parfois enfin des actes irréparables, en rapport avec un reste de délire soigneusement dissimulé, donne à la famille une douloureuse preuve de son erreur.

Notons à ce propos que chez le convalescent une insistance démesurée pour être rendu à la liberté n'est pas un bon signe. L'ennui qu'il éprouve est — si paradoxal que cela puisse paraître — un reste de maladie. Le malade tout à fait guéri attend avec calme et confiance le jour, d'ailleurs ardemment désiré, où le médecin lui donnera son exeat.

Le seul signe infaillible de la guérison est la conscience que l'individu a de son état maladif passé. Quelle que soit sa lucidité actuelle, s'il ne reconnaît pas sincèrement avoir été le jouet du délire, il n'est pas guéri. Il pourra peut-être reprendre sa vie ordinaire, retourner à ses affaires, parler et se conduire avec toutes les apparences de la raison... son état cérébral n'en reste pas moins suspect. Voyez comme exemple de retour complet à la raison le chevalier de la Manche : « Je me sens, dit-il à sa nièce, l'esprit libre et dégagé des ombres épaisses dont l'avaient obscurci l'insipide et continuelle lecture des exécrables livres de chevalerie ; aujourd'hui, j'en reconnais l'extravagance et la fausseté... j'ai été fou, j'en conviens... »

Voilà une guérison de bon aloi, et si don Quichotte meurt bientôt après d'une maladie physique ordinaire, il n'en a pas moins été complètement guéri de celle de l'esprit. Ces deux faits sont sans rapport entre eux, et le cas pourrait embarrasser tout au plus le statisticien qui se demanderait s'il doit l'inscrire dans la colonne des morts ou dans celle des guéris? Cette difficulté a été tournée jadis par un ingénieux praticien qui en pareil cas écrivait, dit-on, « mort guéri ! » Quoi qu'il en soit, la croyance si répandue que parfois l'aliéné, sur le point de quitter la vie, recouvre subitement son ancienne lucidité, est tout à fait erronée. Déjà le bon sens devrait indiquer que ce n'est précisément pas au moment où même chez l'homme sain d'esprit les approches de la mort commencent souvent à obscurcir l'intelligence, que celle-ci pourrait se réveiller tout à coup dans un cerveau qu'elle n'habite plus depuis longtemps. Aucun des nombreux malades que j'ai vu mourir n'a, à cet instant suprême, retrouvé sa raison perdue. Sans doute beaucoup d'agités deviennent plus calmes et plus faciles par suite de la faiblesse, mais de là au retour de la lucidité il y a loin.

Un autre signe important de l'entière guérison, est la manière d'être du malade vis-à-vis des personnes qui l'ont soigné pendant sa maladie. Celui qui est bien guéri n'en garde rien de pénible dans son souvenir, au contraire; tandis que celui qui ne l'est pas, ne s'affranchit guère à leur endroit de sentiments moins exempts de toute arrière-pensée. C'est là un criterium de haute valeur, et tous les jours on entend des malades guéris vous dire : « Ah! docteur, si j'avais le malheur de retomber, comme je reviendrais vite! » Ils sont très sincères, mais souvent lorsque le mal revient, ce sont eux qui ne reviennent pas. Sous l'empire du trouble cérébral la confiance a déjà fait place à la méfiance.

Ici devait sans doute se placer le chapitre

de la *prophylaxie*, c'est-à-dire des moyens propres à prévenir les troubles de l'esprit. Je ne l'écrirai cependant pas, crainte, d'une part, d'allonger outre mesure ce petit volume, de l'autre, de tomber dans d'inutiles répétitions. Ces moyens ressortent de tout ce que j'ai dit dans les chapitres précédents, en particulier dans celui des causes, et le lecteur en dégagera bien sans moi les conclusions pratiques.

Et d'ailleurs, faire l'énumération des moyens de garder son bon sens, des choses à éviter ou de celles à rechercher dans ce but, serait faire le procès de la vie artificielle et enfiévrée de nos jours, du surmenage intellectuel de la jeunesse, des vices de l'éducation moderne. Ce serait répéter ce qui a été dit cent fois déjà, sur tous les tons, répéter ce que chacun déplore, mais ce que personne ne veut sérieusement changer ; ce serait, en un mot, perdre beaucoup d'encre, ressusciter Cassandre et prêcher dans le désert, *vox clamans...* On sait la fin.

CHAPITRE XII

L'ALIÉNÉ ET L'ALIÉNISTE DEVANT LES TRIBUNAUX

L'homme est responsable de ses actes. La connaissance du bien et du mal, de ce qui est permis et de ce qui est défendu, jointe à l'emploi conscient de sa volonté, lui donnent la faculté de se décider librement, dans chaque cas spécial, pour l'action ou la non-action. C'est le libre arbitre.

Tout individu est, jusqu'à preuve du contraire, censé posséder son libre arbitre ; s'il commet un acte défendu par la loi, il en est puni, parce que, le sachant défendu, il ne devait pas le commettre. C'est là la responsabilité juridique, conséquence du libre arbitre.

L'enfant n'est pas responsable parce que chez lui le jugement, la conscience, la volonté et les notions correctrices du bien et du juste, qui plus tard serviront de contre-poids aux instincts mauvais, ne sont pas encore suffisamment développés. Il sait bien sans doute qu'on ne doit pas faire le mal, mais la valeur de cette connaissance est toute théorique, et il est, cas échéant, incapable d'en faire l'application. Il devra être puni sans doute, mais la loi laisse ce soin à ses parents.

Cette période d'irresponsabilité légale absolue, pendant laquelle l'enfant ne relève que de la juridiction paternelle, dure dans presque tous les pays jusqu'à l'âge de douze ans.

Après douze ans, il est censé posséder une somme de connaissance morale et de force de volonté suffisante pour être rendu responsable de ses actes. Cette responsabilité toutefois n'est pas entière, et la punition sera moindre que chez l'adulte. Dans la plupart des pays elle ne peut être ni le bagne, ni la peine capitale. Cela est juste; à un âge où le corps n'a pas encore acquis son plein développement, les fonctions cérébrales ne peuvent avoir la maturité qu'elles auront plus tard; la connaissance du droit, la volonté sont encore à l'état rudimentaire, et les expériences éducatrices du passé font défaut.

Le degré du développement intellectuel

n'est pas le même chez tous les individus de même âge; les uns sont en avance sur la moyenne, les autres retardent. Il est donc nécessaire d'individualiser dans chaque cas, et c'est pour y arriver que le juge pose la question de discernement, soit du degré de connaissance de la culpabilité de l'acte et de la valeur de ses conséquences. Si cette connaissance fait défaut, le jeune homme sera assimilé à l'enfant de moins de douze ans ; si elle existe, il sera puni, mais d'une punition moindre que celle qui frapperait l'adulte pour le même délit.

Cette période de responsabilité relative ou conditionnelle dure jusqu'à dix-huit ans. Passé ce terme, l'individu, quoique encore mineur au civil, est au pénal responsable comme l'adulte.

L'aliéné n'est pas responsable; les conditions fondamentales du discernement et de la liberté morale lui font défaut. Dès que l'aliénation est constatée, le prévenu doit être renvoyé de la plainte et traité non comme un coupable mais comme un malade. « Il n'y a, dit le Code, ni crime, ni délit lorsqu'un prévenu était en démence au moment de l'action. » Le mot de démence doit être pris ici, bien entendu, dans son sens le plus large de folie en général, car scientifiquement la démence, on l'a vu plus haut, n'est qu'une forme spéciale de trouble intellectuel. La démence du Code est donc synonyme d'aliénation.

Notons en passant que la même lacune dans les termes se retrouve dans le Code civil prescrivant que : « Tout mineur qui est dans un état habituel de fureur, d'imbécillité ou de démence, doit être interdit » ; ces trois mots ... désignent qu'une partie des altérations de l'esprit, et dans la pratique le juge ne peut pas se contenter de cette défectueuse nomenclature.

L'aliénation mentale n'est pas seule à abolir la responsabilité. Un certain nombre d'états de perte pathologique de la connaissance ont le même effet : ainsi diverses intoxications, le délire fébrile, le somnambulisme naturel ou provoqué, l'ivresse du sommeil — Schlaftrunkenheit — soit cet état intermédiaire entre le sommeil et la veille dans lequel la lucidité et la conscience n'ont pas encore repris possession du cerveau, réveillé, en quelque sorte, seulement pour les fonctions physiques. On a vu des individus — sans doute des prédisposés — commettre dans cet état les actes les plus dangereux.

Un homme s'éveille subitement au milieu de la nuit et se figure voir un spectre s'avancer vers lui ; la frayeur, l'obscurité ne lui laissent rien distinguer de plus ; il s'élance hors de son lit, saisit une hache et frappe. Le prétendu fantôme était sa femme ; elle mourut le jour suivant.

Les états si nombreux de troubles intellectuels anéantissant le libre arbitre, ont dans la pratique judiciaire une importance considérable. Plus on avance dans l'étude de l'anthropologie criminelle et plus on est contraint de reconnaître qu'un grand nombre de ces malheureux qu'autrefois on pendait haut et court sans de longues cérémonies sont en vérité de pauvres aliénés. Il est donc bien naturel que dans les pays où une magistrature éclairée est à la hauteur des progrès de la science, elle apporte un soin scrupuleux à l'examen de l'état mental des accusés qu'elle a mission de juger. C'est là question de justice et d'humanité ; et cependant que de critiques, que de reproches ! A entendre les commentaires du public, il semble vraiment que magistrats et médecins n'ont qu'un but : soustraire le plus grand nombre possible de criminels à la juste punition de leurs méfaits...

Ce reproche n'est pas nouveau, et déjà Mandricart accusait Roland de simuler la folie pour se soustraire aux conséquences de sa désertion du camp de Charlemagne.

Il n'est pas rare de voir un trouble mental, latent jusque là, se manifester soudain par un acte répréhensible. C'était le cas de Roland ; c'est dans la réalité celui de beaucoup d'aliénés. Exemple : Un homme porteur d'un grand nom, jouant aux cartes à son club, est pris en flagrant délit de tricherie ; expulsion honteuse, scandale énorme ; eh bien ! c'était une paralysie générale commençante avec lacunes subites de la mémoire. Il mourut gâteux quelque temps après. Si dans ces cas la folie est bruyante, manifeste, vite on accuse l'individu de simulation ; si, au contraire, elle ne saute pas aux yeux du premier venu, c'est à l'expert aliéniste qu'on s'en prend, et n'osant pas prononcer le mot de complaisance, on parle de parti-pris. Sans rien connaître du cas, on en juge avec une assurance que l'expert lui-même serait parfois heureux de partager.

J'ai insisté à plusieurs reprises sur les difficultés que peut présenter l'appréciation d'états mentaux douteux. Qu'on laisse donc les aliénés aux aliénistes. Ils déclarent souvent sains d'esprit et responsables les prévenus soumis à leur examen, et il est injuste de les accuser de parti-pris.

Peu leur importe que Paul ou Jean, fils ou neveu de Pierre ou de Guillaume, soit aliéné ou non ; ils ne cherchent que la vérité. Ils ne prétendent, d'ailleurs, certes pas à l'infaillibilité; mais le fait cité au chapitre précédent, que sur trois cent cinquante mille internements prononcés en France depuis un demi-siècle, aucun n'a été reconnu arbitraire, indique que s'ils peuvent se tromper, cela ne leur arrive cependant pas si souvent.

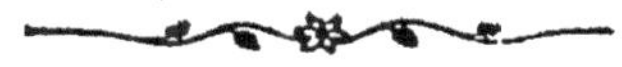

A LA MÊME LIBRAIRIE

Jean-Louis, par A. Bachelin. 2ᵉ éd. 1 volume
in-12 . . . . Fr. 3 50
Sérapis, par G. Ebers. Trad. de Edm. de Perrot. 1 volume in-12 . . . . . . Fr. 4 —
Souvenir du Cinquantenaire de Belles-Lettres.
1 volume in-12, avec une eau-forte de Jean-
maire . . . . Fr. 3 —
L'Esprit et la sagesse des autres, par Quar-
tier-la-Tente. 1 vol. in-24 avec encadrements
rouges . . . broché Fr. 5 —; relié Fr. 6 50
Dictionnaire des jeunes ménages. 1 volume
gr. in-8 . broché Fr. 6 —; relié Fr. 7 50
Rosaire d'amour. Poésies, par Ad. Ribaux.
1 vol. in-12 . . . . Fr. 3 50
Un Hiver au soleil, par Fr. Berthoud. 2ᵉ éd.
1 vol. in-12 . . . . Fr. 4 —
Récits d'un montagnard, par Azeline. 1 vol.
in-12 . . . . Fr. 3 50
Les dangers dans la montagne, par le Dr E.
Zsigmondy, avec une préface de M. Abel
Lemercier, vice-président du C. A. F. 1 vol.
in-8 avec illustrations . . . . Fr. 6 —
Autour du Cœur, par Mlle M. Cassabois. 1 v.
in-12 . . . . Fr. 3 50
Frédégonde, par F. Dahn. Trad. de Edm. de
Perrot. 1. vol. in-12 . . . . . Fr. 3 50
Lonny la Bohémienne, traduit de l'allemand
de Joseph Joachim, par Mlle A.-B. Clément.
1 vol. in-12 . . . . Fr. 3 50
La Première Académie de Neuchâtel. Souve-
nirs de 1838-1848, par Alphonse Petitpierre.
1 volume in-12 . . . . Fr. 3 50

Typ. Attinger frères. — Neuchâtel (Suisse).

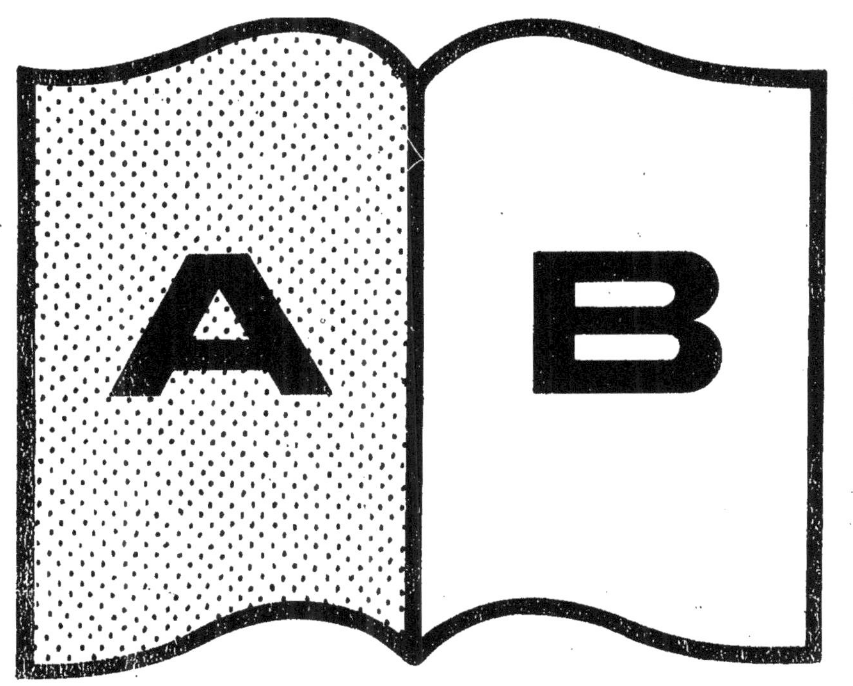

Contraste insuffisant

NF Z 43-120-14

www.ingramcontent.com/pod-product-compliance
Ingram Content Group UK Ltd.
Pitfield, Milton Keynes, MK11 3LW, UK
UKHW020134130726
13696UKWH00001B/353

9 782016 175644